がんと向きあう　こころの本

坂田三允

トランスビュー

がんと向きあう　こころの本

［目　次］

がんになるということは、
わたしたちにいつかは確実に訪れる
「死」に対して心の準備をしつつ、
希望を捨てずに生きるという
とても重い課題を背負うことでもあるのです。

ひとりで悩まないで…

最近の医学の進歩によって、がんは昔ほど恐れられる病気ではなくなってきました。

早期に発見されれば、命に別状がないばかりでなく、体にそれほど大きな影響を及ぼさない治療方法も、たくさん開発されてきています。

けれども、体に異常を感じ、もしかすると「がんではないか」と疑って医師の診察を受けたときや、がん検診などで異常を発見されたときには、さまざまな疑念が浮かんできたり、死の不安を感じたり、絶望感が胸をよぎったりすることがあるかもしれません。

また、実際にがんと診断され、ひととおりの治療を終えて退院し、社会に復帰するまでには、不安や苦悩が生じることもありましょう。

さらに、転移や再発などは、現在もなお未解決のまま残されている課題ですし、治療にともなう身体機能の障害や強い副作用も、依然《いぜん》として深刻な問題です。ときには有効な治療の手だてもなく死を迎える場合もあることに変わりはありません。

気がかりなことや心配ごとは、ひとりで悩んでいると、どんどんふくらんでいくものです。誰かに話してみることで、問題は解決しなくても、自分の気持ちが整理され、楽になれる場合も少なくありません。

不安を取り除くことはできないかもしれませんが、医療者に話をすることで、少なくとも、取り組むべき対象がどのようなものであるのかは、明確になってくると思います。

どうか、ひとりで悩まないでください。

医療者はあなたの心配ごとの相談者です

ここでは、病院にはどんな人がいて、どんな役割を果たしているのか、またどんなときに、誰に、何を、どのように質問したり、頼んだりすればよいのかを、説明したいと思います。

病院にはいろいろな職種の人が働いています。入院設備のない個人の診療所（クリニック）のようなところでは、医師と看護師しかいないかもしれませんが、少し大きな病院になると、そのほかにも薬剤師、栄養士、ケースワーカー、理学療法士など、さまざまな職種の人々がいます。

昔は入院しても、医師と看護師のほかには誰もいないという病院もあちこちで見受けられたのですが、最近はずいぶん様子が違ってきました。

たとえば、病室に薬剤師が来て薬について説明したり、飲みにくい薬であれば、飲み方を指導したりする病院が増えています。

栄養士も、必要な栄養がとれるような食事の献立を考えたり、栄養指導をするだけでなく、病室を訪れて、患者一人ひとりの食事の好みや希望を聞くように配慮する病院もあります。

また、ケースワーカーは、経済的な問題や、自宅で療養するときに必要な物品の手配の仕方、ヘルパーの人に依頼する方法など、福祉に関連することがら全般について人々の相談にのる役割をになっていますし、理学療法士は、手術のあとなどの機能訓練にさいしてプログラムをつくったり、具体的な方法を指導する人々です。

このほか、レントゲン技師や検査技師は、直接かかわる機会は少ないかもしれませんが、診断や治療に欠かせない検査に責任をもつ人々です。

このようにそれぞれがそれぞれの立場から、必要に応じて病院を訪れる人たちの相談に応じています。

もちろん患者さんや家族にとっていちばん身近なのは、主治医や、交代はしても二十四時間密接にかかわる看護師であることに変わりはありません。

気がかりなことや心配なことがあれば、どのような小さなことでも、身近にいるこの人たちに早めに質問したり、相談していただきたいと思います。

そうすれば、この人たちが、誰がその問題に対していちばんよい解決方法を提供できるかを考えて、判断してくれるでしょう。

診断結果を聞く前に

世論調査の結果をみると、自分ががんであった場合、そのことを知りたいという人は多いのですが、家族ががんであった場合、本人には知らせたくないと考える人も、また多いのです。

このことは、がんという病気に対する人々の受けとめ方が、とても複雑であることを示しているように思われます。

一昔前までは、がんは本人には告げないというのが一般的でした。なぜなら、がんは死に直結する病であり、大変な苦痛をともなうものであると思われていたからです。そのために、逆に「がんノイローゼ」のような状態におちいってしまう場合も多かったといってよいでしょう。

けれども、最近の傾向として、自分の病気については医師にまかせておくのではなく、自分の問題として取り組むべきであるという考えや、本人の知る権利が尊重されるようになって、がんであった場合にも、多くの医師は本人にそのことを告げるようになりました。

そして、がんであるという診断結果とともに、治療法やその後の経過についても説明があり、本人が自ら選択、決断して治療を受けることができるようになってきたのです。

がんであることを本人に知らせるということは、正論ではありましょうが、実際にはとても難しい問題をふくんでもいるのです。

何も知らされずにいたときに比べて、本人が背負わなければならない精神的な負担は、増えることが避けられないからです。

何も知らされず疑心暗鬼におちいるよりはよいと思われるかもしれませんが、自分が元気なときに、がんであると告げられたら、自分はどうするだろうと考えることと、本当にがんとわかったときに考えることには、大きな開きがあるのがふつうです。

自分は絶対に大丈夫、平静なこころで「がん」であることを受けとめられると思っていても、そのこころの揺らぎをあからさまに表現するか、あるいはこころの奥底にしまいこんで、他人にはみせまいとするかの違いはあるとしても、まったくこころが揺らがない人はいないのではないでしょうか。

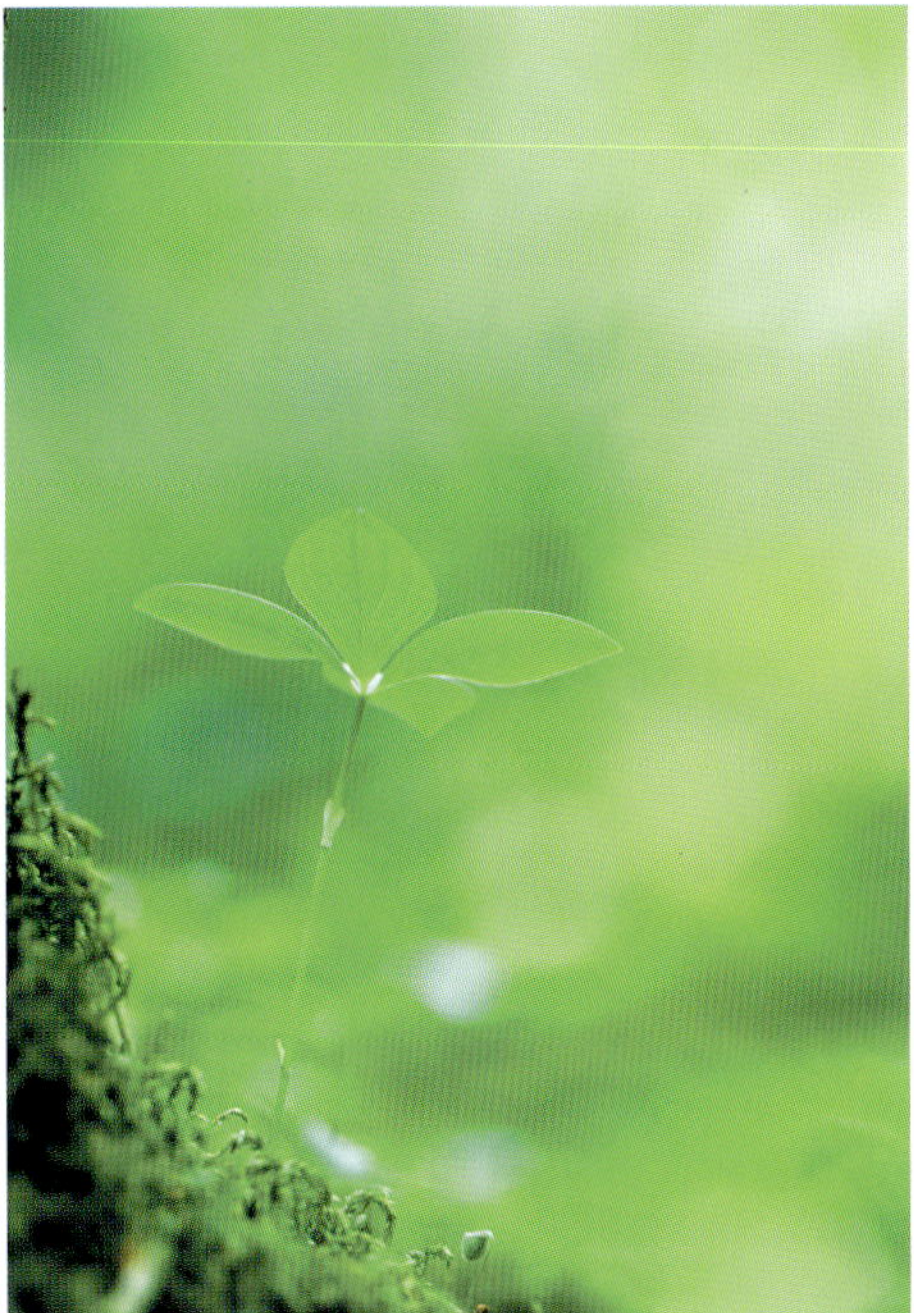

いっしょに結果を聞いてくれる人が必要です

健康診断で異常を指摘された場合にせよ、何らかの症状を感じて診察を受けた場合にせよ、診断結果を聞くまでは、不安や緊張が消えないのがふつうです。

そのようなとき、医師から「がん」という診断結果が告げられても、本人には医師の話が正確に耳に入らないことがあります。

「がんかもしれない」

「がんだと言われたらどうしよう」

という気持ちが強いと、緊張のあまり自分の気持ちに意識が集中して、一生懸命話を聞いているにもかかわらず、相手の言っていることが理解できなくなってしまうのです。

頭のなかが真っ白になって、医師がいろいろなことを説明したにもかかわらず、自分につごうのよいように解釈してしまったり、自分が思い込んでいたとおりに理解してしまったりするということが、起こりうるのです。

そして、必要以上に落ち込んでしまったり、あるいは逆に楽観的になりすぎたりする場合があります。

そのようなことを避けるには、できれば信頼がおけて冷静さを失わないでいられる人、たとえば、成人した子どもなどといっしょに説明を聞くほうがよいといえましょう。

医師のほうでも、がんを告げるときは、

「ご家族の方といっしょに来てください」

というように、少しでもショックが少なくてすむように配慮したうえで、話を進めることがあります。

医師に積極的に質問してください

医師がとてもくわしくていねいに説明し、本人としては、それほど不安もなく、冷静に診察や検査の結果を聞けたとしても、専門用語が多かったりすると、内容がよくわからないかもしれません。

理解できない言葉は、遠慮なくその場で質問してください。

医師も、できるだけふつうの言葉で話をするようにこころがけているはずですが、つい慣れている専門用語を使ってしまう場合も少なくないからです。

そのようなときには、きちんと確認する必要があります。

中途はんぱな理解は、誤解のもとでもあり、不安は解消されず、逆に不安が増大することにもなりかねません。

がんではないかと疑ったとき、多くの人は家庭用の医学書などを何冊も読んでみることが多いようです。そして、そこに書かれている症状の一つ一つをチェックして、あれもこれも自分に当てはまると考えがちです。

もちろん、気にしはじめれば小さなことも気になり、たいがいのことは当てはまってしまうものですが、いったん気になると、それはなかなか頭から離れないものです。

そういうこともふくめて、納得のゆくまで質問してください。

というのは、医師の目から見てとるにたりないと思われたり、検査結果とは関係がなかったりすると、説明されないことがあるからです。

説明されないことについて質問するのがためらわれたり、よけいなことを聞いてはいけないのではないか、などという気持ちが先行してしまい、あまり質問をしない人がいます。

質問はあって当たり前ですし、医師もそのつもりでいます。本当に尋ねたいことが聞けず、すっきりしないままでは、いつまでたっても気持ちが楽になりません。

変だなと思ったときや、説明が納得できないときには、相手のことはかまわずに、何度でも聞き返してください。医師や看護師にうるさがられるくらい、いろいろ質問してでも、気がかりを解消しておいたほうがよいのです。

告知のあとに生じる不安

がんであることがわかったなら、本人がそのことを口に出していうかどうかは別として、さまざまな不安が胸を去来するのがふつうです。

はじめに述べたように、がんは、現在では治療困難な病気ではなくなりました。とはいうものの、死因の第一位を占めていることもまた事実です。

そのため、一般には、「がん＝死」というイメージが、まだぬぐい去られていません。ですから、がんであることを告げられたとき、人はまず「死」について考えてしまうのです。

「死」は、わたしたちの人生のなかで、唯一平等に誰にも訪れるものではありますが、よほど高齢にならないかぎり、ふだんの生活のなかではあまり意識していません。

でも、がんといわれたとたん、それはいやでも意識にのぼってきます。たとえ、がんが早期に発見され、ほとんどまちがいなく治るといわれた場合でも、万が一ということを考えてしまう人は多いのです。

このことは、通常の生活のなかでは意識されない分だけ、大きな不安をよび起こします。

本当のところ、わたしたちは、誰も「死」という状態については知りません。

「死後の世界」についても知りません。死は誰にとっても未知のものであり、一方的に受け身の対応をしいられるがゆえに、人は死に対して深刻な不安を感じるのだといえましょう。

死を迎える人の苦悩には、次のような四つの苦しみからもたらされる不安が、大きな比重を占めています。

まずはいうまでもなく肉体的苦痛です。また、愛するすべての人に別れを告げ、もっているものすべてを喪失しなければならないと感じることは、肉体的な苦痛に劣らない精神的な苦しみです。

さらに、自分が残していかなければならない家族に対して、もう何もできないという無力感が生まれます。これはやり残した仕事などに対する無念さもふくめて、広い意味で社会的な苦しみといえましょう。

そして、魂の苦悩とでもいうべき生、死、愛などの意義への問いかけから生じる実存的苦悩があります。

不安の背後には、そうした苦しみに対する恐怖心が横たわっているのです。自分は、こうした苦痛や苦悩を味わいたくない、なんとしても避けたいという、やむにやまれぬ気持ちがあるのです。

このような不安を少しでもやわらげるためには、これら四つの苦しみに対して、それぞれ適切な対応を考えなければならないのです。

医療は、これらの不安に対し無力であると思われるかもしれませんが、不安を直接取り除くことはできなくとも、病をもつ人の苦痛や苦悩に寄り添うことはできます。まず、医師や看護師に話してみてください。

まとまった話でなくてよいのです。こころに浮かんでくるままに、苦しいこと、つらいこと、悲しいこと、悔しいこと、何でも話してみてください。

家族にとってのがん告知

家族の一員ががんであると知ったとき、そのことを、家族はどのように受けとめるでしょうか。

本人の年齢や、家庭での役割、家族構成、あるいは医師の話し方や、がんの進み具合、さらにがんに対する知識の有無などによって異なるでしょうが、本人ががんであることを知らされたときと同じように、多かれ少なかれショックを受けるのがふつうです。

それでも本人が高齢であれば、病気になることは、自然なこととしてかなり容易に受け入れられるかもしれません。

しかし、老夫婦のみの世帯であったりすれば、配偶者にとっては大きなショックとなってしまいます。

まして、壮年期の働き盛りの人や、まだ青年期にある人ががんと診断されると、家族はがんという言葉だけがこころに刻まれ、医師が説明しても、ほとんどうわの空になってしまう場合も少なくありません。

「なぜ、うちの人が」

「どうしてこんなことになったんだろう」

「もっと早く見つけられなかったのだろうか」

という思いが胸をよぎり、

「わたしがもっと気をつけていれば」

という自責の念がこみあげてくる場合もあります。

ショックがあまりに強ければ、医師の現実的な説明を理解することができず、ただただ途方に暮れ、不安が強くなって混乱し、取り乱してしまうこともあるかもしれません。

「死んでしまう」

ということばかりが頭のなかを占め、

「どうせ死ぬのなら今のうちに楽に死なせてやりたい」

と考えたり、死んでしまったあとのことにまで思いをはせて、

「家族みんなで死ぬにはどうしたらいいだろう」

と考えてしまうことがあるかもしれません。

このようなときは、まず、家族が自分たちの気持ちを整理する必要があり

ます。

それには、親しい人に自分の気持ちを聞いてもらい、受けとめてもらうことです。

自分たちの問題をまとめて相談するというようなことではなく、とにかくその人の前でならとりつくろう必要がない、取り乱して泣こうがわめこうが大丈夫という人がいれば、その人に自分の感情を率直に表現するのです。

それは、自分ひとりの頭のなかでいろいろ思いつめてしまったり、不安がどんどんふくらんでいくのを避けることでもあります。

その人が、よい考えを示してくれたり、何か具体的に助けてくれるというわけでなくても、その人に自分の気持ちがわかってもらえるということが大切なのです。

そして、そのわかってもらえたということが支えになり、自分の気持ちを整理していくエネルギーが生まれてくるのです。

もちろん、その相手は医師や看護師である場合もありましょう。まだそれほど関係が深まっていなくても、医療者は家族の方々の悲しみや苦悩を受けとめ、支える役割をになっている人々ですし、何より本人の状態をよくわかっている人々でもあるからです。

治療法を選択する

がんの治療法は、がんが発見された段階で、医師がさまざまな治療法のなかからもっとも適切と思われるものを選択して勧めます。

もちろん、医師に勧められても、治療を受けるかどうかを決めるのはその人自身です。

通常、医師ががんであるという事実を告げるとき、同時にその治療法についても説明するのですが、そのとき、ただちに決めなければならないというものではありません。

ですから、その場で「手術を受けるかどうか決めてほしい」などということはありません。

ただし、手術の場合、それを受けると決めたらすぐに手術できるというものではありません。手術の前にしなければならない検査もありますし、大きな病院などでは予定がつまっているので、早めに決断しないと、予定が大幅に遅れるということはあるかもしれません。

そうはいっても、医療の場では、本人の病態がいちばんに優先されるのはいうまでもないことで、緊急性が高ければ予定の変更は十分にありえます。

それまでに、いくつかの精密検査を受け、自分でもがんを疑っていたとしても、実際にがんであると告げられると、少なからず動揺してしまうものであることは、前に述べたとおりです。

ですから、治療のことまではなかなか決断できなくて当然だと思います。

「がんであることはわかったけれど、本当に手術しか治療の方法はないのだろうか」

という疑念や迷いが生じる場合もありましょう。

がんであることが告げられ、手術を受けるとなれば、少なくとも何週間かは入院することになります。その人の置かれた状況にもよりますが、入院するとなれば、仕事をしている人であれば、

「職場にどのように説明するか」

「がんであることがわかって、出世コースから脱落するのではないか」

また、家族がいっしょに医師から説明を受けた場合は別として、

「家族に伝えるほうがいいのか、伝えずにすませるか」

あるいは、

「家族の誰と誰に伝えるか」

などのことについても、気持ちを整理する必要があるかもしれません。

自分が納得するとしないとにかかわらず、医師がそうしなさいと勧めたから、手術を受けるというように、医師にすべての決定をゆだねてしまう人がいますが、そのような人の場合、医師や看護師の言うことだけは、そのまま素直に守るけれど、自ら積極的に治療に取り組む姿勢がみられないことが多いようです。

手術を受けるかどうか、迷いがとても強いときには、闘病記などを読んでみることが、決断のための手がかりを与えてくれる場合もありましょうし、がんにかかった人が集まって、仲間で支えあっているグループなどに参加してみることも参考になるでしょう。

いずれにせよ、完全に納得するのは難しいかもしれませんが、家族や信頼できる人と相談して、できるだけ治療の必要性を理解し、納得して治療を受けるほうがよいと思います。

また、手術のときには、保証人の「承諾書」が必要ですし、医師のなかには保証人に対して、手術についてくわしく説明する人がいます。

もし、家族にはあまり心配をかけたくないということから、くわしいことまでは知らせてほしくないというのであれば、そのむねをあらかじめ伝えておく必要がありましょう。

治療がもたらす影響

がんに対する治療法としては、現在、手術療法、薬物療法、放射線療法の三つの治療法が基本となりますが、それぞれに身体的な影響があります。

まず、手術は生命を維持するために行われるものですが、外部から体を傷つけることに変わりはありません。

そのため、手術を恐れる人はとても多いのがふつうです。

手術を恐れるあまり、がんではないかと疑いながら何か月も放置し、受診したときには、すでに全身にがんが転移していたという人もいますし、がんだとはっきり告げられたうえで手術を勧められながら、手術に対する不安から民間療法に走ってしまう人もいるかもしれません。なかには手術そのものよりも、手術のあとの自分の体の変化を恐れる人もいます。

たしかに、手術部位によっては、たとえば、上顎《じょうがく》がんのように外見に著しい変化をもたらすものもありますし、乳房の切除など、他者からは見えなくても、自分自身に対するイメージが大きく変化してしまう場合もあります。

また、大腸がんや直腸がんで人工肛門が必要になったときなどは、外見上はなんの問題がなくても、その後の生活に影響を及ぼす面があるので、受け入れにくいかもしれません。

さらに、医学知識の普及につれて「抗がん剤の副作用」については、多くの人が情報をもっています。ことに脱毛はよく知られた副作用です。

髪の抜けてしまった自分を想像したなら、薬の使用を拒否したくなって当然ともいえましょう。

治療にともなう副作用の問題は、想像すればするほど悪い方向にふくらんでいくものですが、想像と現実の間には、かなりの開きがあるのがふつうです。

揺れ動くこころと病院めぐり

がんであると告げられ、医師との間で治療についての話し合いがはじまると、病状や治療方法はもちろんのこと、その後の生活への不安や心配ごとなどが一気に押し寄せてきたりします。

さまざまなイメージがどんどんふくらんでいって、混乱してしまうかもしれません。そのイメージが自分にとって快いものであるならば、人はそれをたやすく受け入れることができるのですが、肯定的に見ることができないようなイメージは、簡単に受け入れられるものではありません。

このような心理状態のときは、人は外部からの影響をとても受けやすくなります。周りの人々のちょっとした意見や要求にも影響を受けてしまったり、暗示にもかかりやすくなっています。

これは、逆にいえば、自分自身の判断力が低下しているということでもあります。

「本当にがんなのだろうか」

と診断そのものを疑い、自分の受け入れられる答えを求めて何人もの医師を尋ね歩いたり、がんであることをまったく否定したり、あるいはあえてそれを無視して、ことさら元気にふるまったりする場合があります。

また、がんであることは受け入れられたとしても、いちばん苦痛の少ない治療法を受けたいと願うのが人情であり、医師の勧める治療法に難色を示す人もいます。あるいは、完全に治るという保証がないのなら、あえて苦しい治療は受けたくないと思う人もいるかもしれません。

さらには、できれば手術などは避けたいと思い、ふだんなら気にもとめないような不確かな民間療法であっても、ふっと思い出してみたり、あるいはそれにすがったりする場合もあります。

そのような行為は、決して責められたり、非難されたりするようなことではありません。むしろそのような行為をするほうが自然かもしれないのです。

逆に、

「みっともないまねはしたくない」

とか、

「どんなことがあっても、自分は自分自身の問題に、正面から取り組んでいかなければならない」

という思いにとらわれて、自分の弱いこころや迷いのこころに、強引にふたをしてしまったら、そのときはなんとか乗り切ることができたとしても、実際に治療がはじまってから、改めて疑いや迷いが生じないともかぎらないのです。

とくにがんのことなど考えてもいなかった人や、そのときまでほとんど医療に接したことがなく、医師との関係があまり深められていない人には、告知はたいへん大きなショックをもたらすに違いありません。

「本当にがんと言い切れるのか」

「診断がまちがっているのではないか」

あるいは、

「もっと長く生きられないのだろうか」

「手術をすれば問題はないというが、本当だろうか」

など、診断に対する疑いの気持ちが生じ、がんではないという答え、あるいは異なった治療法を求めて、医師あるいは病院を転々とめぐり歩く、いわゆるドクターショッピングとよばれる行動をとる人もいます。

周囲の人からみれば、そのような行動はむだな努力に思えてしまい、早く治療を受けたほうがよいのにと思われるかもしれませんが、本人がある程度納得できるまでは、そのような行動をとめることはできませんし、また、それはよりよい治療、あるいは信頼できる医療機関をさがし求めることにもつながるものであり、積極的に治療に取り組むための前提となる、大切な行動でもあるのです。

治療を受ける決意をするために

人は十分に迷い、悩み、いろいろなことを試しながら、受け入れにくいことであっても、受け入れられるようになっていくのだと思います。

がんであることを認め、治療に取り組むか否かを決定できるのは本人だけです。

けれども、医療者はそのような悩みや迷いに寄り添いつつ、ともに歩いていくことができるのです。

もしかしたら、迷いや悩みの一部は「がんとはこういうものである」というようなかたよった固定観念、あるいは誤った考え、あるいは思い込みから発生しているのかもしれません。

一般的な知識というのは、その人自身に必ずしも当てはまるとはかぎりませんし、個人差というものは想像以上に大きいからです。

もし、そうした思い込みが原因で、治療を受ける決断ができないとすれば、医師や看護師がもっている豊富な情報が役に立つかもしれません。

そのような情報を正確に伝えてもらうことで、自己決定しやすくなるかもしれません。その意味でも、気になることは、どんなことであってもかまいませんから、遠慮なく相談してください。

とくに医師や看護師は、家族や友人などいつも親密な関係にある人たちとは異なった視点から、何かを見たり判断するという役割をになっています。

それは感情に巻き込まれることなく、冷静に客観的に考える必要があるからです。

そうした対応はともすれば冷たさとして感じられるかもしれませんが、きびしい決断を迫られるようなときには不可欠なものであり、迷いや不安からぬけ出すのを支援するうえでも必要なことなのです。

入院を前にして

治療のために実際に入院しなければならなくなると、本人だけでなく、家族全体にさまざまな気持ちがわき起こってきて、落ち着かない日々が続くかもしれません。

本人にも、

「よりによってこんなときに、がんにかかるとは」

という思いがわくと同時に、

「家族もみんなそう思うに違いない」

「家族に申し訳ない」

という気持ちが一気に押し寄せてきて、家族が実際にそう思っているかどうかにかかわらず、家族から責められているように感じてしまうこともあるのです。

ときには、家族が思わず「困ったなあ」などと口にする場合もあるかもしれません。でも、その言葉だけをとらえて重大視してしまうと、家族全体が身動きできなくなってしまいます。

そのような言葉は、家族としての一体感があるからこそ出てくるといってよいのです。もし逆に、家族でありながら気をつかわなくてはならず、そのような言葉さえ口にできないとしたら、緊張がずっと続くことになってしまいます。

一般に「困った」とか「心配だ」という気持ちは、表現されないまま大きくなると、困らせるもとや心配させる原因を作り出している人への、「怒り」の気持ちに変わってしまいやすいのです。

お互いがお互いのことを気づかいながら、気持ちがずれていくことのないように、このようなときこそ、「夫である」とか「妻である」とかという固定した役割を離れて、正直な思いを伝えあえるような関係を築きたいものです。

そして、本人が入院を決意したときには、周囲の人々は、その人が患者という役割に徹することができるように、通常の社会的な役割から離れやすくなるような支援をしていくことが、大切といえましょう。

入院生活での役割

病気になると、誰しも心細くなったり、気が弱くなるもので、まして病気ががんであると、ことさらその傾向が強まります。

そのうえ、慣れない病院生活がはじまったりすると、緊張やとまどいから、気持ちがさらに不安定になったりします。

健康に自信があり、それまで病気をしたことがないような人ほど、医療とはほど遠い生活をしてきていますし、病院での生活には不慣れでしょうから、緊張も強く、不安定になりやすいといってよいでしょう。

病気であることを自覚し、医療が必要であることを認め、医療となんらかのかかわりをもった人がになう役割は、「患者役割」とよばれています。そして、このような役割をになう人のとる行動を「患者役割行動」といいます。違和感のある聞き慣れない言葉かもしれませんが、医療者とかかわるときに、患者という役割をになっているのだという自覚をもち、その役割に徹することによって、円滑な関係が築きやすくなるのです。

ふだん意識することはありませんが、社会は、病気である人々に「日常の仕事から離れて、医療者や周囲の人々の援助を受ける権利」と、「病気であることを責められない権利」を認めています。

そして、同時に一方で、よくなりたいと望み、そのために必要な行動をとる義務を課してもいるのです。

病気になった人が、周りの人の保護や援助を受けるということは、その人が患者としての役割を果たすように、周りの人から求められることでもあります。

医療者や家族ばかりでなく、ときには職場の上司や友人からも、医療者の指示や助言に従うよう勧められることもあるでしょう。見方を変えると、医療に依存することを求められるといってよいかもしれません。

このことは、人のこころに大きな影響を及ぼします。

とくに健康であった人が入院するような事態に陥ってしまうと、その人が今まで果たしていた社会的な役割は大きく変化します。

健康であったときの役割とはまったく異なった体験となるため、その変化をうまく受け入れることができずに、苦痛を感じたり、悩んだりする人が少なくありません。

この役割変化は、大きく分けると二つの側面があります。一つは、「社会的役割から離れる」ことであり、もう一つは、「周囲の人々の援助に依存する」ということです。

社会生活から一時的に離れるということ

わたしたちは、健康であるときにはさまざまな社会的役割を果たしています。たとえば、家庭では父親、あるいは母親であったり、さらには子どもであったり、おじいちゃんであったり、おばあちゃんであったり、また、社会的にはどこかの会社の社員や部長、あるいは社長であったりします。

地域では、民生委員であったり、ＰＴＡの役員であったり、ママさんバレーのメンバーであったり、町内会の会長だったりする人もいるでしょう。

あるいは何かの会のメンバーであることを、とても大切に感じているかもしれませんし、誰かのよき相談相手という役割もあるかもしれません。

このような自分がになっていた役割から離れ、患者という役割に徹するのは、とても難しいことなのです。

入院するということは、一時的に、自分が果たしていたこれらの役割から離れて、患者という役割に専念することを意味します。

社会が病気の人に対して、社会的役割から離れることを許したり、それを要求するのは、社会的な役割を果たすことによって生じるストレスや緊張が、心身の安静を妨げ、病気の回復を遅らせるからですし、病気のために能力が低下していて、与えられた役割を十分に果たせない可能性があるからです。

がんであることを認め、患者としての役割をになう、つまり治療を受けることを決意し、できるだけ早く入院したほうがよいと、頭ではわかっていて

も、いざ入院ということになると、

「今やりかけている仕事を終わらせないと、会社に迷惑がかかってしまう」

「わたしがいなかったら、家族に負担がかかる」

「誰が子どもの世話をするのだろう」

など、さまざまな心配ごとが出てくるものです。

あるいは逆に、周囲の人が、

「あとのことは何も心配しなくていいよ」

と言ってくれればくれるほど、

「わたしがいま会社を休んだら、わたしの仕事が誰かにとって替わられてしまうのではないか」

と、不安になる場合もありましょうし、

「子どもが受験という重大な時期に、面倒をみてあげられないなんて、なんて悪い母親だろう」

というような罪悪感を感じてしまうことがあるかもしれません。

がんが早期に発見され、治療によって回復が可能であるとわかっていても、最悪の場合を予期し、

「もうわが家には帰れないかもしれない」

と考えて、つらくてたまらなくなる場合もあるでしょう。

人は常に前向きに生きていけるわけではなく、あるときは、

「まだまだ大丈夫。先生だって必ず回復すると言ってくれたのだから、がんばって早く治さなくては」

と思えても、次の瞬間には、

「先生はああ言ったけれど、気休めだわ。本当はもうだめなのがわかっているのよ」

と気弱になってしまったりするのです。

このようにこころが大きく揺らぎながらも、周囲の人々に怒られたり、励まされたり、支えられたりすることで、少しずつ少しずつ前向きに歩んでいくことができるようになるのだと思います。

このようなとき、

「自分の問題なんだから、何がなんでも自分で決断しなければ」

とひとりで思いつめてしまうと、ともすれば悪いほうへ悪いほうへと考えてしまいがちです。

最終的に物事を決めるのはたしかに自分自身であっても、夫、妻、父、母、子ども、友人、医師、看護師など、ともに真剣に考えてくれる人はたくさんいるのです。

そして、自分の正直な気持ちを話すことによって、これまでとは違った人間関係を築いていける場合もあるのです。

たとえば、仕事しか眼中にないと思っていた夫が、やさしい気づかいのうちにいたわってくれたり、依存的でひとりでは何もできそうにないと思っていた妻が、しっかりと支えてくれたり、幼くて頼りにならないと思っていた子どもが、よき相談相手になってくれたりすることもあるでしょう。

それは新しい発見であり、新しい関係のはじまりになるのです。

医療者に援助を求める

がんにともなう悩みや迷いを、最初はなんとか乗り越えたと思っても、あとから姿を変えて繰り返しわき起こってくるかもしれません。

自分としては乗り切ったつもりでも、その後の治療を受けるなかで、あるいはがんが進行していくなかで、再度、疑いや迷い、後悔が生じないとは言い切れません。でも、このときに悩んだり苦しんだりした体験は、必ず次の壁を乗り越えるときに役に立つはずです。

そして、このようないつ果てるともわからない迷いや、悩みに対処していくには、医療者との間に信頼関係を築けるかどうかということが、大きな意味をもってきます。

医療者との関係は、このような出来事、つまり悩みや迷いを話し合うなかで深まっていくということも、こころにとどめておいてください。遠慮しながら表面的に何となく過ぎていってしまう関係からは、信頼感は生まれないのです。

そして、良好な信頼関係が築ければ、困難を乗り切るうえで大きな助けになり、励みにもなってくるはずです。

一般に、病気が重ければ重いほど、苦痛や不快感が強ければ強いほど、依存的な行動は増えてきますし、援助の必要性も高くなります。援助の必要性が高いときには、依存性も強くなるといってよいのです。

ですから状態が悪いときには、全面的に医療者の援助に依存しなければなりません。

しかし、病状が安定してくるにつれ自分でできることが増えてきて、依存と自立のバランスがとれるようになってくるのがふつうです。

何ごとも、人に頼らず自分ですることが「自立」であると考えている人がいますが、それは誤解です。

自立というのは、自分でできることと、自分ではできないことをきちんと見きわめて、自分ができないことは他人に頼むことができる力をふくんでいるのです。

病気になる前には自分でできたこと、あるいは自分でできたはずのことがたくさんあると思います。

症状のために、あるいは治療の結果として、それらのことができなくなってしまうのはとてもつらいことですし、できない自分をふがいないとか、だらしないと感じたり、そういう自分に腹を立て、いらいらしたりする場合もあるかもしれません。

でも、そういう自分、あるいは自分にはできない「部分」を認めることこそが自立なのであって、自分にできないことを他人に援助してもらうことは、けっして甘えではないのです。

また、無理にがんばることと、必要な努力をすることも、似ているようでじつは違うことです。

さらに、肉体的には「できる」ことでも、精神的には「してほしい」と思う場合があります。

日常生活においても、わたしたちは、自分でできることでも、あえて他人に「してもらいたい」と頼んだりする「時」があるはずです。

それはある意味では「甘え」でしょうが、他者に何かをしてもらうことによって、自分の存在が大切にされていると感じられ、とてもこころが満たされる場合があるのです。そしてそれは、耐えがたいような苦痛や悲しみにも耐える力を与えてくれるものなのです。

必要なときに、他人に何かを頼むのは悪いことではありません。あまり否定的にとらえないことが大切といえましょう。

とはいえ、病院では看護師はいつも忙しそうに働いていて、ちょっとしたことでは頼みにくかったり、やっとの思いで頼んだのに、なかなかそれが実行されなかったりする場合も少なくないはずです。

あるいは、

「自分でできるでしょう」

と言われてしまったり、

「それはできません」

と断わられたりすることもあるでしょう。

そのようなとき、

「ああ、頼まなければよかった」

とがっかりしたり、

「このくらいのこと、してくれたっていいじゃないか」

と腹が立ったりするかもしれません。

でも、それはその人の全人格を否定しているわけではないのです。

看護師としては、その「こと」に対する、あるいはその「時」における断わりにすぎないのですから、あまり深刻に考えないでください。

ただ、ときには看護師が頼まれたことをすっかり忘れている場合も、ないわけではありませんので、あまり長い時間待たされるようでしたら、催促したほうがよい場合もあります。

遠慮したり、がまんしたりして、どうにもならなくなってから頼んだことが断わられると、がっかりする度合いも大きくなってしまいます。軽い気持ちで頼んだことなら、それほどがっかりすることもないのではないでしょうか。

医療者との関係は、自分の思いどおりに医療者を使うということではありませんし、逆に医療者の思いどおりになることでもありません。

「病気」が少しでもよくなることを目標に、あるいは「病気」とともに、よりよく生きることを目標に、お互いに協力しあっていくことなのです。医療者や介護者への必要な依存がうまくできないと、本人にとっても援助する人にとっても、不必要なストレスを生じさせるとともに、お互いの関係を壊すもとになります。

そのような事態を避けるためには、自分自身のもっている力を信じることが大切です。

現在の自分が果たす役割は、患者という役割なのだということ、その役割は、病気を治して社会に復帰するために、になっているものであり、さらには自分の意思で選んだのだということを、思い出してもらいたいのです。

患者という役割は、その人の本質を変えたり、尊厳《そんげん》を奪ったりするものではありません。

たしかに病院のなかでは、医療上の必要性が最優先されるために、自由がなく、自分の気持ちや意思が無視され、医療者に支配されているように感じられるかもしれませんが、病気の治療という共通の目標に向かって、共同作業をしていくなかでの役割の違いにすぎないということを忘れないでください。

入院生活のこと

入院によってそれまでの社会的役割から離れ、病室での生活がはじまると、その世界はとても狭いものになります。それまで慣れ親しんでいたあらゆるものから、切り離されてしまうからです。

病室に持ち込むものは制限され、個人のものとしては、割り当てられた自分のベッドと小さな収納台、それに小さなロッカーにおさまるだけの身の周りのものだけになってしまいます。

最近の病院は、昔と異なり、いかにも病院というような金属製の冷たい感じを与えるベッドやロッカーはなくなって、暖かい感じの木製の調度品がそろえられているところも多いのですが、それでも家庭の雰囲気とはずいぶん違います。

そのうえカーテン一枚で仕切られた空間で、見知らぬ人に取り囲まれて眠らなければなりませんし、心身の安静をはかるため、あるいはさまざまな検査や処置を受けるために、日々の生活は制限されてしまいます。

そこではもはや、社会的役割をになっていたときに身につけていた行動のパターンは、役に立ちません。

部下を指導していた会社の社長さんも、孫を相手に日々をのんびり過ごしていたおばあさんも、身の周りのことはすべて妻にまかせて仕事に集中していたサラリーマンも、医療のもとにみんな同じ立場に立つことになります。

自分で決定できることはかぎられ、病院や医師のスケジュールに合わせて行動することが求められます。それは、とても不自由で不快なことです。

朝はゆっくり眠っていたいと思っても、六時頃には検温のために一度は起こされてしまいます。

夕食が早い割に朝食が遅いのも、病院というところの特徴かもしれません。

就寝直前に入浴し、さっぱりした気分で眠りたいと思っても、浴室が使える時間はかぎられている場合もあるでしょう。

多くの病院では消灯時間は、午後九時頃に決められています。通常の生活で午後九時に眠るということはあまりないでしょうから、はじめはなかなか寝つけないかもしれません。

医師や看護師は、入院している人のことを気づかい、世話をする役割をになっているとはいえ、自分ひとりだけに関心を寄せてくれたり、個人的なわがままを聞いてくれるわけではありません。

面会に来てくれた家族や友人は、自分ひとりに関心を寄せてくれる人ではありますが、毎日来てくれるとはかぎりませんし、夜になれば帰ってしまいます。そのため、入院すると、夜がとても長く感じられるものです。

このような状況では、孤独感や疎外感《そがいかん》を抱くようになってても不思議ではありません。

孤独感や疎外感が強まっていくと、長い夜には、いやでも自分の病気のことを考えてしまうかもしれません。

「どうしてこんなことになってしまったのか」

「どうしてわたしが苦しまなければならないのか」

などの思いが再度吹き出してきて、自分がみじめに思え、気分が落ち込んだり、周囲に対して不満を感じたり、疑い深くなったり、怒りを感じたりして、なかなか眠れないこともありましょう。

一度や二度であれば、そのような夜があってもよいかもしれませんが、たび重なれば疲れてしまいます。

このような夜には、遠慮なく看護師に相談してください。それはわがままではありません。入院した患者さんの誰もがおちいりがちなことなのです。

ただ、夜勤の看護師は人数も少なく、何かあったりすると手一杯になってしまうことがあります。

なかなか来てもらえない場合もあるかもしれませんが、ナース・ステーションには必ず戻ってきます。

もし、その夜タイミングが合わなければ、次の日に主治医の診察があったときに、あるいは看護師に伝えてください。

入院による気持ちの落ち込み

入院して外の世界に対する関心が低下すると、入院前にはおそらく気にもとめなかったような小さな出来事が、とても気になる場合があります。

また、自分のこと、あるいは病気のことについて考えるのに精一杯で、ほかの人に配慮したり思いやる余裕がなくなり、要求が自己中心的になってしまったりします。

それに、気分転換がなかなかできないことも加わって、たとえば、シーツの染《し》みや汚れ、天井や壁の汚れ、廊下の足音や話し声が、なんとなく意味があるように感じられたりすることもあります。

ときには、「わたしのシーツにはいつも染みがある。きっと看護師がいやがらせをしているんだ」と考えたり、廊下の話し声が自分のことを話題にしているように思えて、怒りを感じたり、落ち込んだりする人もいます。

人間は、自分にとって意味のある刺激が少なくなると、幻聴《げんちょう》や妄想《もうそう》、つまり、実際には存在しないものが見えたり、聞こえたり、ふつうの状態ではとても考えられないような、異常な精神状態におちいるということがわかっています。

孤独感や疎外感《そがいかん》が強くなっていき、外の世界への関心がもちにくくなると、誰もがそうなる危険性を秘めているといってよいのです。

自分ではそんなつもりはなくても、頼んだことがすぐにかなえられなかったりしたとき、びっくりするくらい激しい怒りを感じてしまうことがあるかもしれません。

不満や怒りを表現されることは、看護師にとってもあまり気持ちがよくないのは事実ですけれども、そのような気持ちになっていく可能性があるということはわかっています。そのため、そのような感情の表現をされても、関係が悪くなるということはありません。

実際に、看護師はいやがらせなどしないはずですが、もしそのように感じられたら、相手に率直に伝えたほうがよいと思います。自分ひとりのなかで考え込んでいると、さらに抑うつ的になり、自分だけの殻に閉じこもってしまうことにもなりかねないからです。

また、入院した時点では何も症状がみられなくても、毎日排泄の回数を尋ねられたり、検査を受けている間に、ふだんの生活では気にもとめなかったことに意識が集中するようになって、体の状態に過敏になる場合があります。社会的役割から離れていなければ、いやでも外の出来事に関心を向けざるをえないのですが、いったん日常行動から離れてしまうと、外界への関心が薄れ、もっぱら自分の身体症状に関心が向いてしまうのです。

体のわずかな変化も気になり、急に内臓の存在を感じたりもします。身体的苦痛や違和感が少しでも感じられると、それを取り除いてほしいという欲求が何よりも強くなり、それが満たされないと、不安や怒りが強くなったりするかもしれません。

症状や苦痛が少なければ、社会的役割を果たしているときには暇がなくてできなかったことに取り組むのもよいでしょうし、あるいは逆に、忙しいときには気にもとめなかったことに関心が向かって、新しい趣味をみつけられるかもしれません。

できるだけ外の世界のことにも関心をもち続けてください。

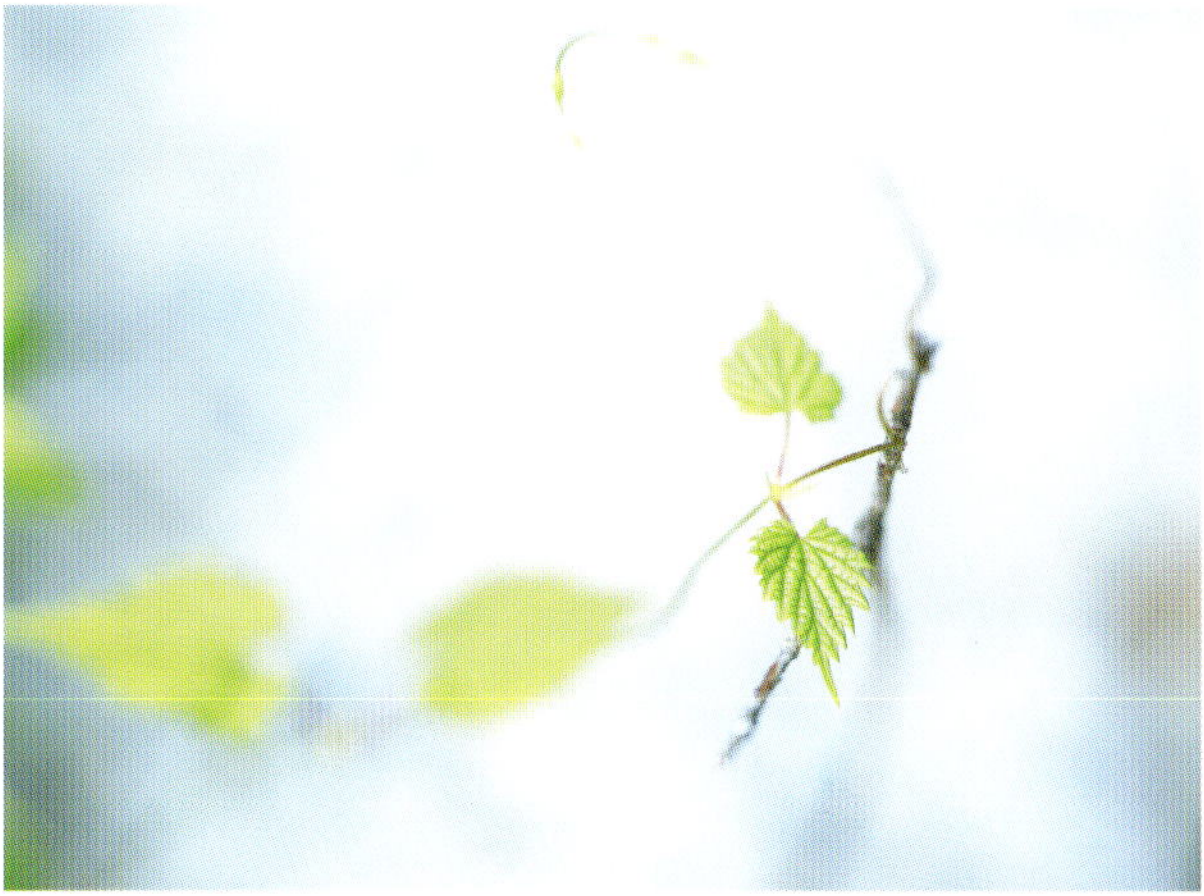

同じ病室の人との生活

入院すると、同室の人との関係が少しずつつくられてきます。病院は、小さな地域社会という側面を持っていますから、相性のよい人、あまり合わない人などいろいろいると思いますし、病気の種類や性質が必ずしも同じではありませんから、自分のことをどこまで話せばよいのか迷ってしまうことがあるかもしれません。

基本的には、社会生活と同じでしょうが、ときには「病気であること」を通して、かけがえのない友人、あるいはお互いに支え合える仲間としての関係が築かれる場合もあります。

また、逆に、退院してしまえばまったく会う必要のない、ちょっとした通りすがりの人々と考えることも可能です。

無理に親しくなる必要はありませんが、かといって警戒して自分のなかに閉じこもっていては、孤独感や疎外感を強めてしまいます。

さらに大勢の人のなかには、いろいろなことを聞きたがる人もいます。プライバシーが侵害されるように感じられることもあるかもしれませんが、そのようなときは、はっきりと「今、そのことは話したくありません」と伝えたほうがよいでしょう。

自分の問題をあれこれ話しかけてくる人もいるかもしれません。

「聞きたくないなあ」と思う場合もあると思います。

このようなときも、

「ちょっと疲れているから、休みます」

というふうに、はっきり伝えることが必要です。

遠慮してあいまいな態度を示していると、話しかけてもよいと思われてしまい、内心「いやだなあ」と思っていても、かかわりをもたなければならなくなってしまいます。いずれにしてもあまり緊張せず、自然につきあっていくことが大切です。

しかし、どうしても自分では解決できず、人間関係が重荷になった場合には、看護師に相談してください。

そのときの状況にもよりますが、部屋を変えることも不可能ではありません。

手術を受けるということ

手術は、人為的に体に傷をつけることが法的に認められている、ただ一つの行為であり、医療を受ける人が、そのために苦痛や生活に困難を感じるものとなっている病巣《びょうそう》を取り除いたり、そこなわれた臓器や組織を修復することによって、体の状態を改善して生命を延ばし、社会生活を送りやすくするための手段です。

けれども、手術を受ける人にとっては、それは外部から体を傷つけられるものであることに変わりはありません。

そのため、病院では、手術の前後を通して予測される状況に備えて、万全の援助計画が立てられたうえで、手術を実施することになるのですが、手術を受ける人にとっては、大変な体験であることはいうまでもありません。

ここでは、手術にどのように取り組み、どう対処していったらよいのかを述べたいと思います。

通常、手術をすることが決まると、手術の日までにしておかなくてはならない、さまざまな検査や準備に追われることになります。

手術後のセルフケア（自分でできる生活行動は自分でするということ）の練習もあります。なかには手術に耐えられるよう、体力をつける必要がある人もいます。

そうした手術に向けた準備がけっこう忙しいので、あまり迷ったり悩んだりする余裕はないのですが、逆に手術にともなう具体的な心配ごとは増えていきます。

「手術は成功するだろうか」

「手術後の痛みはどの程度あるのか」

「手術後、同室者に迷惑をかけるのではないか」

「麻酔からちゃんとさめるだろうか」

など、手術そのものにまつわる心配のほかに、

「費用はどのくらいかかるのだろう」

「家族に迷惑をかけているのではないか」

「自分がいなくても、家族はうまくやっているだろうか」

「職場に迷惑をかけているのではないか」

「職場の人々はどう思っているのだろうか」

などのことについても、いろいろ考えてしまいます。

このほか、手術後の痛みや、同室者に迷惑をかけることを心配する人が多いようです。

それとともに、

「いつから歩けるようになるのだろう」

ということについても、ほとんどの人が気にします。

何回も手術を受けたことのある人は別として、はじめて手術を体験する人にとっては、

「どのくらいの痛みが、どのくらい続くのか」

ということが想像できないのですから、その痛みに耐えられるだろうかとい

うこともふくめて、関心が高くなるのは当然といえましょう。

また、手術後は、個室に入室する場合もありますが、手術の部位や程度によっては、何人かが同じ部屋で過ごさなければならない場合もあります。

手術後の痛みや不快感が強ければ、静かにしていようと思っても、不可能なのではないだろうかと想像する人もいるでしょう。

ベッド上で排泄しなければならない場合もあります。

排泄は、音や匂いをともなうものですから、「同室者はいやだろうなあ」と考えると同時に、それがうまくできるかどうかも、心配になったりするかもしれません。

でもこれらの気がかりは、じつは手術後になって役立つことが多いのです。

ベッド上での排泄などは、手術の前に十分準備する時間がありますし、痛みや不快感について看護師や医師に質問しておくことは、手術後にそれを克服するための、こころの準備をすることにもなります。

また、体を動かすと、傷口が開いてしまうのではないかという不安を抱く人も多いのですが、ふつうの体質で、栄養状態がそれほど悪くなければ、その心配はありません。

傷口の痛みとも関連して、手術後に体を動かすことをためらう人もいますが、多少の痛みがあっても、ベッドの上で体を動かしたり、足の運動をしたりするほうが回復は早くなりますし、体の向きを変えると痛みが軽くなる場合もあるのです。このほかにも、いろいろな気がかりが出てきたり、不安になったりするかもしれません。

あまりに不安が強いと、体も緊張しますし、脈が速くなったり、血圧が上がったりする場合もあり、手術後の回復や痛みにも影響を与えてしまうことが知られています。

手術に対する具体的に気がかりな点については、手術の前の日までに、医療者と十分に話し合っておくことが大切です。

どこの病院でも、手術の前には主治医や看護師が手術について、くわしい説明（オリエンテーション）をしますが、気になることについては、そのときでもいいですし、いつでもかまいませんから尋ねるようにしてください。

手術の前日には、麻酔を担当する医師が、本人を直接訪問する病院が増えてきています。麻酔がどのようなものであるのか、また麻酔の安全性などについてもくわしく話してくれると思いますが、気がかりなことがあれば、遠慮なく質問してください。

回復する過程で起こること

手術後しばらくの間は、苦痛で不快な日々が続きます。傷の痛みはあまり感じないですむように工夫されるようになってきましたが、体が思うように動かせなかったり、いろいろな目的で体の中に入っているチューブ類は、違和感を感じさせます。

これらのことが重なって、よく眠れないかもしれません。

この苦痛は、それほど長く続くものではなく、一日一日、本当に薄紙をはがすように楽になっていくものなのですが、なかなかそうは思えない場合もあります。

「自分の手術は失敗だったのではないか」

という思いが胸をよぎったり、

「こんなに苦しいのなら、手術などしなければよかった」

と思うこともありましょう。

不快感が続いて、いらいらし、付き添ってくれている家族や看護師に当たり散らす人もいます。このような場合、医師に直接怒りを表明する人はあまりいないのですが、家族や看護師には出しやすいようです。

麻酔からさめた段階で、主治医が手術の結果について説明します。そのときに「成功です」と伝えられても、苦しい状態が続くと、疑いの気持ちや後悔する気持ちが出てきてしまうかもしれません。

主治医の回診を待ち望み、手術が成功したことの保証、回復に向かっていることの保証を何度も求める人もいます。

毎日の回診が少しでも遅れると、

「自分のことを忘れているのではないか」

と心配になったり、

「手術がうまくいかなかったから、自分のところに来にくいのではないか」

と疑ったりする人もいます。

手や足を動かすときにも、傷に影響するのではないかと心配になり、そばに看護師がついていないと動けない人もいます。

気になることや困ったことがあったら、いつでも看護師に声をかけてください。

看護師は、どうすればよいかを学んでいますし、そのようなときにこそ援助するという役割をになっているのです。

そして、看護師に誘導されて体を動かしてみたり、深呼吸をしたりすれば、大丈夫であるとわかり、安心できるはずです。一度安心が得られると、次からはひとりでもうまくできることが多いのです。

ただ、看護師は各病室の状況を見渡し、優先順位を決めて動いていますので、すぐに介助してくれるとはかぎりません。

苦痛が激しいと、自分がいちばん大変だと思いがちですから、あとまわしにされるとよい気持ちはしないかもしれませんが、ちょっとがまんすることが必要な場合もあります。

歩けるようになるまで

手術した体の部分やその程度によって異なりますが、手術後、何日間かはベッド上で過ごさなければならない場合もあります。

手術後であっても、朝になれば歯を磨き、顔を洗って一日がはじまります。おそらく、手術前に練習すると思いますが、ベッドに横になったままで歯磨きをしたり、うがいをしたりします。

また、手術を全身麻酔で行うと、手術後しばらくは麻酔の影響で、腸の動きがとまっています。そのため、腸が動いたことを確認するまで食事はとれませんが、早い時期からうがいはできます。

おっくうかもしれませんが、一日一日の区切りをつけるためにも、看護師の手を借りながら実行するとよいでしょう。

洗面は、ベッドを起こすことができる状態であれば可能ですが、最初はおしぼりタオルで拭く程度のことになると思います。

片方の手、あるいは腕には、水分や栄養補給のための点滴がつけられていて不自由でしょうが、できれば自分の手で好きなように拭いたほうが、気分的にすっきりします。

手術後第一日目から看護師が全身を拭き、ねまきを交換します。そのためには体の位置を変える必要があります。

体を動かすのはちょっと大変かもしれませんが、体を拭き終わったあとは、とても気持ちのよいものです。

決して体の負担にはなりませんし、体を動かすことは回復を促進するものですから、安心して拭いてもらってください。

このさい、手術によって、体内の水分や血液成分に異常が生じていないかを調べるために、血液検査などが行われます。

さらに、手術の部位にもよりますが、運動の練習や呼吸機能を回復させるための訓練なども開始されます。

このような一日が何回か過ぎて、日に日に自分でできることが増え、また楽にできるようになり、そして歩けるようになっていきます。

とはいうものの、手術はいうまでもなく、体にそれなりにダメージを与えるものですから、人によっては、なかなか思うように動けなかったり、すぐに疲れてしまったりする場合もあります。

回復の速度は、年齢や手術の程度によって一人ひとり違いますので、あまりあせらず自分なりのペースで、手術後の生活を整えていくことが大切といえましょう。

退院後の生活のために…

手術後の経過がよければ、体のなかに入れられていたいろいろなチューブ類が抜かれ、抜糸もすむ頃には、肉体的にはずいぶん楽になるでしょう。体力は低下しているかもしれませんが、かなりのことが自分でできるようになり、行動範囲も広がってきます。

あとは退院して、患者としての役割を離れ、手術を受ける前の日常生活に戻るための準備をしなければなりません。

この時期、取り組まなければならない課題は、退院後の生活のために自己像を修正することです。

わたしたちは誰でも、

「わたしは外向的な人間だ」

「わたしは気が弱い」

「わたしは料理が得意だ」

「わたしは日本人だ」

などのような、あるいはそれらを「全部まとめてわたし」というような、自分自身についての見方をもっています。それを自己像といいます。

自己像は、わたしたちが生まれてから成長していくなかで、いろいろな経験を通してつくられていく、自分自身についてのイメージであって、自分という枠組みを成り立たせているものです。

そして、人がどのような行動をどのように行うかは、その人が自分をどのようにみているか、つまりその人がどのような自己像を抱いているかによって、左右されることが多いのです。

自己像は、自分自身の命や、体、顔、欲求、感情、思考、意志、才能、性格などのほか、地位や身分などの社会的なものもふくみます。

いってみれば、「わたしは○○である」の○○に当てはまるところは、すべて自己像の具体的な内容に相当します。

自己像は、新しい経験をすることによって、絶えず修正されていくのですが、自分に起こった変化があまりに大きかったりすると、わたしたちは、新しい自己像を受け入れることができなくなる場合があります。

たとえば、外見の変化や、能力や地位の喪失、あるいは自分が大切にしているものを失うといったことは、自己像を大きく変化させると同時に、自己評価を下げてしまいます。

　そして、「自分は生きている価値がない」という思いにとらわれてしまう場合もあります。

　手術は、病状を改善し、生命を延長させて、社会でふたたび活動することを可能にするために行われるものではありますが、けっして手術前と同じ状態に戻してくれるものではありません。

　たとえば、胃がんの手術を受けるということは、胃の一部あるいは全部を取り除くことですから、しばらくは手術前と同じようには食事がとれなくなります。

　わたしたちは誰しも、いつまでも健康で、気持ちよく、たくましく生き続けたいと願っています。

けれども、手術によって外見が変化したり、身体機能や能力を失ってしまうと、そのことが、生きていくうえで何らかの妨げになってしまう可能性があります。もちろん、そのような出来事や一つの能力を失うことを、その人がどのように受けとめるかによって、つまりその出来事が本人にとってどのような意味をもつかによって、その影響の深刻さは異なってきます。

手術によって、なんらかの機能や能力をなくしてしまった人が、その状態に適応していくためには、「もう元には戻らないのだ」ということを受け入れ、新しい生活技術を探して試み、できるという自信をもってそれを身につけると同時に、世間の人々がもっている固定観念に対処する方法も、身につける必要があります。

腕や足の切断、顔の形が変わるというような、外見に大きな変化をもたらす手術の場合、たんに生活が不自由になるというだけでなく、他人が自分を見る目が変わることに対しても、自分の気持ちを整理し、それに対処しなくてはなりません。

また、外見上はその変化がわからない場合でも、生殖器のような特定の感情と結びついた器官がなくなってしまうことは、たとえ、日常生活ではなんの不自由もなくても、自己像が大きく変化する可能性がありますし、どのように小さな部分の喪失であっても、それが職業に関連しているなど、その人にとって大きな意味をもっている場合は、自己評価が低くなったり、自分の生きる意味が失われてしまったように感じられてしまいます。

同じ指を失ったにしても、ピアニストと一般の人では、その重みが違ってくるでしょうし、老人と若者でも異なるかもしれません。

また、女性にとって、子宮と乳房はそれぞれ生殖と授乳という重要な役割をもっていますが、同時に、女性性のシンボルでもあって、自己像の形成にも大きくかかわっています。

子宮が取り除かれたことは外からは見えません。けれども、子宮がなくなってしまったと「思う」ことによって、まるで自分が女性ではなくなってしまったかのように感じる人もいますし、そのようなことばを口にする男性が、多少なりとも存在することも事実です。そしてそのことによって、女性としての役割を果たすことに困難を感じたり、性的な行動をひかえてしまったりする場合もあるのです。

乳房もまた、女性らしさのイメージに大きな影響を及ぼすものです。

ですから乳房を失うことは当事者にとっては、大変なストレスの原因になる可能性を秘めています。

また人工肛門は、お腹の目立つところにつくられます。人工肛門は外からは見えませんが、自己像に大きな変化をもたらすことがあります。

人工肛門を衣服で隠せるということが、障害があるという気持ちを軽くするのに役に立つとはかぎりません。排泄物がいつ出るかわかりません。時と場所を選ばずに音がしたり、ガスが出たりします。排泄物の始末をするたびに、人工肛門を注視しなければならないということもあります。

これらのことは、本人の毎日の生活のなかで、大きな比重をしめるようになってしまうかもしれないのです。

ここに述べたことは、ごく一部の例にすぎません。重要なことは、手術によって得るものは大きくても、それですべてが解決するわけではないということです。

命を永らえることや、症状を軽くすることの代わりに失ってしまうものがあるということ、そして、医学的に同じように分類され、同じような手術が行われたとしても、失ったものがその人にとってどのような意味をもっているかによって、その後の経過がまったく違ってきてしまうということです。

人間は、とてももろく弱い面をもっています。肯定的な自己像をもち続けることが、想像以上に難しい場合があっても不思議ではないのです。

手術後の自分を受け入れる

手術を終え、一時的にひき起こされた体の不調から回復すると、手術の種類によって異なりますが、大部分の人は退院することになります。

その前に、少なくとも傷口は、退院前に自分の目で見ておくように、医師から勧められると思います。

さらに、必要があれば手当ての方法をしっかり学んでおくよう、求められるかもしれません。

傷口を見ることによって現実に直面し、とても受け入れられないと感じる人もあるかもしれませんが、このことが自己像の問題に取り組む第一歩となります。

手術によって、機能や能力をなくした人が、悲しみを乗り越えて、新しい気持ちで社会に復帰し、残りの人生を有意義に生きていけるようになっていく過程は複雑で、一人ひとり異なります。

病気になる前に描いていた生活設計や夢や願望を手放し、自分の能力の限界を見きわめて、社会にふたたび適応できるようになるまでには、さまざまな気持ちの変化があるのです。

このときのこころの揺れ動きを、もう少し具体的に、段階を追って考えてみたいと思います。

まず、最初の段階で問題となるのは、自分に起きた変化を認められないことがあるということです。

たとえば、義足をつける必要があるにもかかわらず、それを受け入れられず、そのための準備に取り組むことができなかったり、自分に残された能力のことを考えれば、とてもできそうにないことを、

「そんなの簡単なことよ、退院したらいくらでもできるわ」

と言ったりする人がいます。

これは、医療者にとってじつにつらいことです。周囲の人もそういう人を見ているのがつらくて、

「それはもうできないことなのよ」

「早くあきらめなくちゃ」

「命が助かったんだからよかったわね」

などと言うかもしれません。

でも、本人にとっては、そんなに簡単にあきらめたり、割り切ったりすることはできないのです。

これは、つらくて悲しくて、壊れそうになってしまう自分のこころを守ろうとする、やむにやまれぬこころの働きだからです。

あせって現実に直面させようとしたり、責めたりすることは避けなくてはいけないのです。

また、家庭や職場での地位や役割をなくしてしまうのではないかと恐れながら、そんなことはあるわけがないと、無理に思おうとしたりします。

恐れとそれを否定する気持ちの間で、こころが大きく揺れ動いてしまうのです。

次の段階は、本当の意味で「現実」に直面する時期です。

挫折感《ざせつかん》や失望はとても大きく、抑うつ的になる場合も少なくありません。

何ごとに対しても悲観的に考え、

「わたしはもう何もできなくなってしまった」

「こんなことなら手術なんかしなければよかった」

「死んだほうがまし」

という気持ちになり、周囲の人にもそのことを訴えます。

活動性は低下して、閉じこもりがちになり、悲しみの感情だけがわいてきて、涙もろくなってしまったり、人と話すこともおっくうで、口数が少なくなったりします。

また、考えがなかなかまとまらず、行動も遅くなって、決断力が低下したり、食欲も落ちてきます。

夜になっても、なかなか眠れなかったり、眠りが浅くなったりします。

それまでできていたこともできなくなってしまい、他人に依存的になってしまうこともあるでしょう。

また、職場の人々は何も思っていないにもかかわらず、邪魔であろうと思い込んでしまったり、家族に迷惑をかけていることを、必要以上に苦にしたりすることもあります。

そして、会社を辞めると決めてしまったりする場合も、ないわけではありません。

この時期は、本人にとっても周囲の人々にとっても、とてもつらいときです。この状態があまりに長く続き、体力がどんどん低下していくようであれば、抑うつ状態を改善するための薬が必要かもしれません。

けれども基本的には、このような状況のときに、人ははじめて、自分の残された人生について深く考え、次の段階に進むためのエネルギーを蓄えるとともに、こころの整理をしているのだともいえるのです。

ですから、安易に励《はげ》ましたり、叱咤激励《しったげきれい》するのは、かえって逆効果となってしまいます。「励まされなければならない自分は、だめな人間である」と思い込み、自己評価がますます悪くなる可能性があるからです。

そして、最後は再出発の段階です。

自分にとって大切であったものを断念し、新しく自分が取り組むべき対象を探し求める努力ができるようになります。それが、失ったものを受け入れるということでもあります。

自分の能力を的確に判断し、新しい人生への設計をもって、新しい気持ちで出発するのです。

これらのことは言葉にするのは簡単ですが、ここに到るまでの道のりは並大抵ではないでしょう。

また、実際にひとりで取り組むには、あまりに大きな課題であるといってもよいでしょう。

こころを開いて相談していただきたいと思います。素晴らしい出会いがあるかもしれないのですから。

価値観の転換と、新しい気持ちでの再出発

手術後の「新しい自分を受け入れる」という問題を、どう乗り越えていくかは、具体的にみれば一人ひとり違っています。

けれども、「こころの転換」という視点からみると、誰にも共通する課題というものもまた見えてきます。

第一の課題は価値観の転換です。たとえば、外見や容姿《ようし》に大きな価値を置いていた人が、そのことにこだわり続けたならば、いつまでたってもこころの平安はえられないでしょう。

どちらかといえば、外面的なことより内面的なことに、枝葉のことより本質的なことに価値を見出していく必要があるといえます。

そのことによって、自分の身体的な特徴は、それほど重要なものではなくなってくるからです。

そして、それは、世間の人々の自分を見る目に対しても、柔軟に対処できるということとも関連するのです。

第二の課題は、失われた機能や能力へのこだわりが、その人の全人格に影を落としたり、足をひっぱることのないよう、自己コントロールができるかどうかということです。

それは、失った能力や機能がどのようなものであるかを、冷静に見きわめることができ、残っている力がどのようなものであるかを、きちんと認識できるようになるということです。

それは、自分でできることとできないことを、明確にしていく作業でもあります。それを可能にするのは、「○○ができない」と嘆き悲しむことから、「○○ができる」と思えるようになる、こころの大きな転換です。その鍵を握っているのは、その人自身でしかありえません。

第三の課題は、これはとても難しいことかもしれませんが、自分の身に生じた身体的変化や能力の低下、あるいは機能の喪失を、前向きに、肯定的に、積極的に評価できるかどうかということです。

それは、自分の身に起きたことを「よかった」と思えるような、こころのもっとも大きな転換です。

たとえば、通勤や買い物のさいには目につかなかった、道ばたに咲く花の美しさに気づくようになったことを喜び、また、周囲の人々の温かさや冷たさがわかるようになったことに、感謝できるような心境といってよいでしょう。

これは、乗り越える課題というよりも、わたしたちみんなが目標にするような、人生のテーマといったほうがよいのかもしれません。

このような心境になることができれば、その人の自己像は一回りも二回りも大きくなって、少々のことではびくともしない強さと、しなやかさを備えたものになっているのだと思います。

話が前後してしまうかもしれませんが、このようなこころの転換のきっかけとなるのは、

「今の自分を認めることができる」

「許すことができる」

ということです。

わたしたちはつい、

「こんな自分ではだめだ」

「もっとがんばらなくてはだめだ」

「あの人のようになりたい」

と思ってしまい、自分で自分を責めてしまいます。

そのような気持ちは、それはそれで大切ではありますが、同時に、

「だめだっていいじゃないか」

「できなくたっていいじゃないか」

「みっともなくても、見苦しくても、弱音《よわね》を吐いてもいいじゃないか」

と思えることも、また大切なのです。

それが、今の自分を許すことに通じてくるからです。

許せるということは、それまでの自分を責めたり、否定していたこころが、ふっとゆるむことです。

そのこころの余裕が、新しい発見をひき寄せ、こころの転換を促すといえるのではないでしょうか。

薬や放射線の副作用の心配

手術を受けたあと、あるいは手術をせずに、化学療法や放射線療法などの治療が行われる場合があります。

先にも述べましたが、これらの治療法には、体力の消耗や吐き気、脱毛などの副作用があるということは一般の人にも知られていますが、副作用自体を知っているのではなく、話のほうが先行しているようです。

そのため、副作用に対する恐怖感が強くなりやすいのですが、がんの種類や部位によっては、大きな効果が期待できる場合も少なくないのです。

ひとくちに化学療法、放射線療法といっても、同じものではなく、最近では、さまざまな方法が開発されてきています。

たしかに副作用は苦しいものですが、医師がそれを勧めるときには、それなりの効果を期待しているのです。

副作用にばかり目を向けず、効果を信じて積極的に治療に取り組んでいただきたいと思います。

アメリカでの話ですが、放射線療法を受けながら、それと並行してイメージ療法に取り組み、大きな効果を得られたという報告があります。

その人は、自分のがん細胞を果物とイメージし、それが放射線によってだんだん熟して崩れていき、最後には鳥がそれを、すべてついばんでしまう状態をイメージしたといいます。

そして、放射線療法が完了したときには、がん細胞はすっかり小さくなっていたのです。

科学的に証明することはとても難しいのですが、治ると信じることのエネルギーの有無《うむ》が、治療効果に大きな影響を及ぼすのだといえましょう。

再発の不安

がんであることを告げられた人は、たとえそれが早期に発見され、手術などの治療によって完全にがん細胞が取り除かれて、医師に「もう大丈夫だ」と言われたとしても、多かれ少なかれ再発への不安をもってしまう場合が多いようです。それは、「転移」というがんのもつ性質と、「がん＝死」というイメージがもとになって作り出される不安です。

再発であることが告げられると、死がいっそう身近なものとなり、「いつまで生きられるのか」

「どのような状態で死を迎えるのか」

「死ぬまでに自分に何ができるか」

というような問題と、取り組まざるをえないからでもありましょう。

体のどこかに異常や違和感を感じると、再発ではないかと疑い、すぐに病院にとんでいく人もいれば、受診したほうがよいと思いつつ、再発を宣告されることが恐くて、病院を訪れることができない人もいます。

そして、受診を延ばし延ばしにして、結果としてがんが進行し、早く受診しなかったことを後悔したり、自分を責めたりすることになる場合もあるのです。

一般に、再発の場合は、がんであることを受け入れやすいと思われるかもしれませんが、決してそうではありません。

はじめてがんを告げられたときの取り組み方にもよるのでしょうが、治療にまつわるさまざまな苦痛や不快感を思い出して、いやな気持ちになることもあるでしょうし、何より再発は次の再発をも予想させ、死のイメージがより強くなるからでもありましょう。

最初の発症のときには、自ら積極的に治療に取り組むことができた人でも、再発を認めることができず、治療を拒否しつつ生き続けることを願って、悪戦苦闘する場合も珍しくはないのです。

それは、あるいは治療への不信であるかもしれません。残された命へのいとおしさであるかもしれません。

もちろん、最初の段階で再発を覚悟し、そのときにはどう取り組むかまで、すでに決断してしまっている人も、いないわけではありません。

それは、「がん」とどう取り組むかという問題ではなく、「死」とどう向き合うかについての決意ともいえましょう。

体力が続くかぎり、積極的に治療に取り組んで、少しでも命を永らえたいという決断もあるでしょうし、再発したら、積極的な治療は避けたいという決断もありましょう。

その決断は、どちらがいいとか悪いとかの問題ではなく、その人の置かれた立場や状況によって、異なるものであることはいうまでもありません。

また、決断していたとしても、実際にそのときになれば、こころが揺らぐものでもあります。

周囲の人に自分の決意を告げていると、それをひるがえすことに抵抗を感じたりする場合もあるかもしれませんが、状況は刻々変化しているのであり、

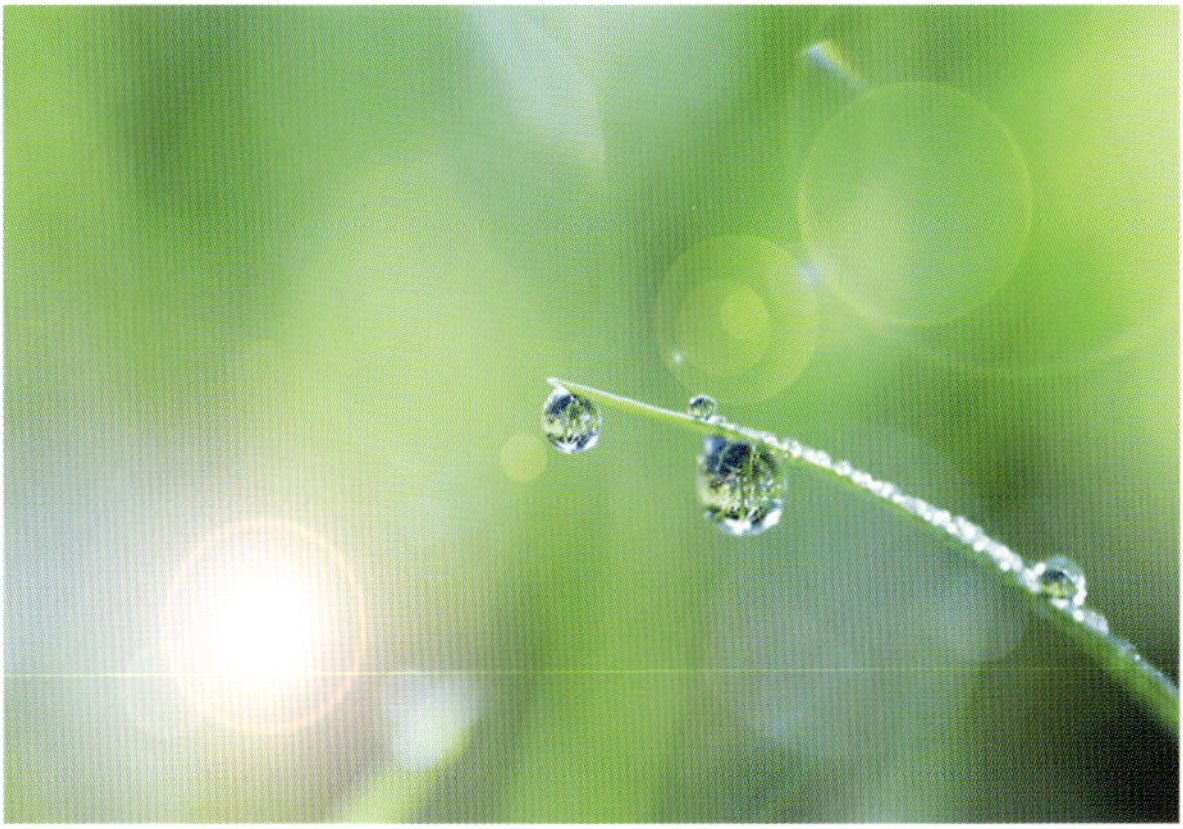

それに合わせて再決断する必要があるのは当然のことです。

再発に対する不安は、むしろあるのがふつうなのですから、それを恥ずかしいと思ったり、そのような不安をもつ自分を、弱い人間と思ったりする必要はないのです。

もし、そのように思ったり、あるいはその不安を、こころの奥底に無意識のうちにしまい込んで、認めることができなければ、不安はますますこころのなかで大きくなっていくかもしれません。

自分の弱さを認めたくなくて、ことさら元気にふるまったり、気になる症状があっても、あえて無視したりする人もいるのですが、そのような対処の方法では、不安が消えるわけではありません。結果として、その不安に押しつぶされてしまうことにもなりかねないのです。

職場や家族の前で、泣き言はいえないと思われる人もあるかもしれません。どうぞ、そのようなときには、遠慮なく医師や看護師に話してください。よい解決法を示すことはできないかもしれませんが、不安な気持ち、苦しい気持ちを受けとめることはできると思います。

また、最近では、同じような苦しみに取り組んでいる人々の集まりである患者会も増えてきています。このような場に参加するだけで、支えられた感じが得られることも少なくありません。

人は苦しいときには、自分がいちばん苦しいのだと思いがちです。それはもちろん非難されることではありませんが、患者会に参加すると、皆がそう思っているのだということが実感としてわかり、気持ちがずいぶん楽になるのです。

身体的な障害を抱えて生きる

「手術を受けるということ」のなかでも述べましたが、手術は、けっして以前と同じ状態に戻してくれるものではありません。

手術の前に感じていた苦痛や不快感はなくなったとしても、それまで身についていた機能や能力の一部が失われてしまうのは事実です。

そのことによって、日常生活がとても不自由になったり、残された機能を最大限活《い》かすために長期にわたる機能訓練をしなければならない場合や、新しい生活のスタイルを工夫しなければならない場合もありますし、嗜好品《しこうひん》や好物を断念しなくてはいけないこともあります。

手術によって取り除かれた部位によっては、毎日薬を飲み続けなければならなかったり、食事に注意し、日常生活を調整していかなくてはならない場合も、少なくありません。

それはとても面倒でおっくうなことでもありますし、慣れるまでには長い時間が必要です。

また、機能訓練は遅々として進まず、あせったり、いらいらしたり、孤独感にさいなまれたりすることもありましょう。薬で調整したとしても、気分や体調がすぐれない日が続く場合もあるでしょう。

そうしているうち、一年、二年が無事に過ぎ、再発への不安が薄れる頃になると、身体機能の障害にともなう不自由な生活や、薬や食事によって調整しなければならない毎日の生活が、とてもうっとうしいものに思われるようになるかもしれません。

たとえ、手術の前にさまざまな症状があったとしても、それは遠い過去のことになり、今ある体調の悪さや不快感、あるいは面倒くささなどがクローズアップされて、大きなストレスの源となったりします。

まして、早期にがんが発見され、何も症状がなかった人にとっては、手術後の、新たに取り組まなければならない日常生活上の課題は、予想もできなかった重荷に感じられてしまうでしょう。

そのような気持ちは、ともすれば、

「手術なんかしなければよかった」

という後悔や、

「再発しそうにないわ。本当にがんだったのかしら」

というような疑いを生じさせたりもします。

主婦であれば、掃除や洗たく、買い物や炊事などを、いつまでも家族にたのむわけにもいかず、気分がすぐれなくても、家人の役割として果たさなければならないでしょうし、手術を受ける前には簡単にできていたことが、大きな労力を必要とするようになってしまい、そのことが、ますます気分を滅《め》入《い》らせてしまう場合もありましょう。

また、反対に役割を交替して、慣れない仕事をしなければならない立場に立たされることがあるかもしれません。

家のなかの仕事は、きれいで当たり前というような地味な仕事ですし、自分の好きなようにできる反面、孤独な作業でもあります。

それでも、たまに気晴らしのために外出や旅行ができれば、気分を変えることも可能でしょうし、たとえ仕事の量が多かったとしても、他の家族がたくさんいて、それなりに気をまぎらすことができれば、気持ちがそれほど落ち込むことはないかもしれません。

ですが、生活の調整のために出かけることが難しかったり、夫婦二人だけ、あるいは老親の面倒をみなければならないような家庭だったりすれば、仕事で疲れて帰ってきたパートナーに、

「もうこんな生活いやになったよ。死んだほうがましよ」

と愚痴《ぐち》をこぼしたくなったり、

「あなたが受けろって言ったから手術を受けたのよ」

と恨《うら》み言《ごと》をいいたくなったりすることもあるでしょう。

その気持ちはもっともなのですが、外で仕事をしている人は、家庭にはどうしても安らぎを求めてしまうものでもあります。

病気で苦しんでいる相手の気持ちが、わからないわけではないのですが、

「俺だって疲れているんだよ。いいかげんにしてくれよ」

「無理してひきつった笑顔を見せてくれとは言わないけど、愚痴ばっかりこぼすなよ」

「わたしだって言いたいわよ。いつまでこんな暮らしが続くの。もういや」

「わたしが手術を勧めたっていうけど、あのときはあなただって納得してたでしょ。今頃になってそんなこと言わないでよ！」

などと、つい口に出してしまうこともあるでしょう。

余裕のあるときなら、お互いに相手の気持ちを察して、いたわりあうこと

もできるのですが、疲れがたまっていたりすると、どうしても自分のことが中心になって、相手のことが見えなくなりがちです。けんかをすることが悪いわけではありませんが、愚痴はため込みすぎないほうがよいかもしれません。

思いがたまりすぎると、売り言葉に買い言葉で、こころにもないことを口走ってしまうことにもなりかねないからです。

家庭で療養するということ

病院にいる間は、家族と本人はほどよい距離を保つことが可能です。しかし、本人や家族の希望で、あるいは病院から「これ以上入院させておく理由がない」という申し出を受けて退院し、家で療養することになると、ともに過ごす時間は長くなり、生活のすべてに家族がかかわることになります。

本人の状態によっては、食事の介助《かいじょ》や排泄の世話をはじめとして、清潔を保つために体を拭くことや、体の向きを変えることなど、体調を維持するために必要なあらゆることがらが、家族の手にまかされることになります。

最近では、訪問看護サービスや福祉サービスが充実してきているとはいえ、家族の肉体的、精神的な負担は入院中よりも大きくなり、長期にわたって過重のストレスがかかる状況におかれることは、少なくありません。

家庭で療養生活を送るということが決まった段階で、どう介護していくかは、ある程度家族間で話し合い、計画してから取り組まれるでしょうが、どれほど緻密《ちみつ》に計画されていたとしても、入院中に立てられた計画が日常生活とずれるのは当然ですし、本人の容態が急変する場合もあります。

また、日常生活が円滑に行われていたとしても、日々のありふれたことがらが突然ストレスに満ちたものになる可能性もあるのです。

たとえば、経済的な問題は、たとえ入院しているよりも大きな負担ではないとしても、長期にわたれば、家庭内に余分な葛藤を生み出す可能性がありますし、主として世話をする人、それは家庭では主婦である場合が多いと思いますが、その役割をになっている人にとっては、労力に見合った満足感が得にくいことがあげられます。

また、介護が円滑に進まなかったり、自分がになっている役割そのものが大きなストレスになることも、十分考えられます。

人は誰でも、自分の目的を達成したときや成功したときには、大きな満足感を感じるものですが、家庭で介護にたずさわっている人にとっては、何が達成で、成功なのかが見えにくいために、日々の労力のわりには、満足感が得られない場合が多いのです。

介護とは、相手を自分の期待どおりに動かすこととは違うのですが、できれば手順どおりに、何事も問題なく、円滑にすませたいと思うのは当然のことです。

けれども、そのことに目標を置きすぎれば、介護それ自体が、ストレスのもとになってきます。

家庭のなかの仕事というのは、外部からは見えにくく、他人の評価を得にくいために、介護をしている人にとっては、縁の下の力持ちという役割に徹しなくてはなりませんし、ほかの家族がそれに甘えてしまったりすると、なおさらストレスは強くなり、疲労感がつのってきます。

長期にわたる療養のなかで

家族が病に倒れても、療養生活が短期間ですむなら、大きな困難であっても、意外と簡単に乗り切ってしまえることがあります。

かえって、家族が結束したり協力しあえるなど、困難が大きいほど、エネルギーが結集するということもあるでしょう。

ところが、長期にわたる療養をしなくてはいけなかったり、生活面への影響が広い範囲に及ぶ場合は、これとはまったく別種の困難が生じてきます。

いってみれば、本人にも家族にも、終わりのない戦いに巻き込まれてしまったかのような「疲れ」や「消耗感」が、影を落とすことが多いのです。

このような、じわじわと続く困難に対しては、緊急時とはまた違った対応をしなくてはならないでしょう。

一般的な解決法があるわけではないのですが、このような困難を抱えながらも生活を続けていくことを可能にしているのは、やはり相手への思いやりではないかと思います。だからといって、その気持ちに甘えすぎると、いつしかお互いの間の思いやりの気持ちは薄れていってしまうでしょう。

ここではもう一度、長期療養を迫られたときの本人の気持ちと、支える家族の気持ちを見つめ直してみたいと思います。

たえず変化していく人の気持ちのずれを埋めていくためには、このような見直しを、ことあるごとにしなくてはいけないのかもしれません。

実際に療養期間が長びくと、家族の疲労はたまってきます。肉体的な疲労ばかりでなく、経済的な問題や精神的な問題もあるでしょう。

疲れがたまってくれば、本人がいちばん苦しいのだということがわかってはいても、その不満や怒りや愚痴や疑念の表現を、受けとめることができにくくなっても当然です。こころをこめて聞いていればいるほど、たえがたい重さとなってくるに違いありません。

夫が倒れ、仕事がなくなければ、妻が経済を支えるために仕事をしなくてはならない場合も出てきます。

妻としては、疲れて帰ってきても、家事が待っていたり、子どものこともほったらかしにするわけにはいかず、「もう、いいかげんにしてよ」と叫び出したくなることもありましょう。

反対に、妻が自宅で療養を続け、夫が働いて経済を支えている場合も多いでしょう。夫としても、早く帰って家事を手伝わなくてはと思いつつ、帰ったときの愚痴を想像すると、ついつい仕事に逃げてしまうこともあるかもしれません。

妻にすれば、外出したり、気晴らしができないために、日々たまっていくうっぷんを、夫に聞いてもらうしかなかったりします。夫のほうも、妻の気持ちは十分すぎるほどわかっていても、愚痴を聞くことがつらくてたまらなくなってしまうのです。

この背景には、どんなに本人のつらさや苦しさがわかったとしても、「どうしてあげることもできない」という苦しさがあるのだと思います。

また、人は追いつめられると、追いつめた相手に対する怒りがわいてきた

り、逆に、

「なんとかしてあげたいと思うけど、わたしにはどうしてあげることもできない」

という無力感にさいなまれ、自分を責めてしまうことがあります。

相手を追いつめてはならないというのではありません。

お互いに愚痴をこぼしてはならないというのではありません。

でも、それが長期にわたると、どんなに相手を大切に思っている人でも、投げ出したくなることもありましょうし、うんざりすることもあるでしょう。

ほとほと疲れ果ててしまうこともあるかもしれません。

そのような気持ちになることは、冷たいことでも意地悪なことでもありません。

もし、そのような気持ちをもってはいけないと思っていたら、誰にも自分の気持ちのもって行き場がなくなってしまうでしょう。

ゴミ箱にゴミがたまったら、捨てなければ、次のゴミが捨てられないのと同じように、受けとめたいろいろな気持ちが、看病する人のこころにあまりにもたまってしまったなら、どこかでそれを捨てる必要があるのです。

ひとりで何もかも頑張ろうとしないでください。余裕がなくなってしまっては、相手の気持ちを支えられなくなってしまいます。

たまには愚痴をこぼして、泣きたいだけ泣くことも必要です。看病を忘れて、思いっきり遊ぶことも必要かもしれません。

そうすることによって、新しい気持ちで日々の困難に取り組んでいくエネルギーも生まれてくるのです。

男は泣けないと思われるのでしたら、せめて親しい人に、自分の気持ちの重さを話してください。

そうでなければ、だんだんとまともに向き合うのがつらくなったり、うわべだけでかかわるようになってしまい、結果として相手を孤独にしてしまうかもしれません。

孤独はもっとも耐えがたい苦痛だといわれるように、自分と真正面からかかわってくれないと思えてしまったり、親しい人との距離が遠のいたと感じてしまうと、不満や怒りがつのってきます。

そして、逆効果であることがわかっていても、その孤独感を埋めずにいられなくて、親しい人に、いや味や怒りをわざとぶつけてくることがあります。

本人も、家族が大変だとわかっていてもなお、そうせずにはいられないのです。

家族にとってはとても大変だとは思いますが、ここで関係を修復できないほどゆがめてしまうと、あとあと後悔を引きずることになりかねません。少なくとも、自分は「十分がんばった」と思えるようなかかわり方をすることが、一つの基準になるのだと思います。

しなやかなこころで生きる

療養生活が長期になると、まったく予期できなかった事態が起きる場合も少なくありません。介護をしていた人が重い病気になることもありましょうし、ほかの家族が病気にかかってしまうかもしれません。

子どもが受験の時期を迎えるとか、あるいは掃除や洗たくなどの家事を担当してくれていた子どもが独立するなど、数えあげればきりがありません。

そしてもっとも大きな問題は、家庭での療養をはじめたときと、長期にわたって世話を続けているときとでは、家族の気持ちが変化してくることなのです。

物理的な変化は目に見えやすく、予測もしやすいのですが、自分の気持ち、ましてほかの家族のこころが、どのように変化していくかまでは、なかなかわからないものです。

子どもが大きくなれば、「助けてもらえるだろう」という期待が裏切られるかもしれませんし、丈夫であったはずの病人の世話係も、だんだん疲れがたまって、いらいらするようになるかもしれません。

いわゆる「燃えつき現象」とよばれる状態です。

このようななかでは、本当にささいな出来事が、家族の間に大きな葛藤を生み出したり、ぎくしゃくした関係をまねいてしまう場合もあるのです。

どちらかというと、わたしたち日本人は世間体《せけんてい》を気にし、家庭内のもめごとは家族の恥であって、家族のみで解決すべきだと考えがちです。

また、がまんすることが美徳であるかのように思われがちでもあります。

もちろん、家族で解決できればそれにこしたことはないでしょうし、自分の欲求をある程度がまんすることは当然のことでもありましょうが、あまりにそれにこだわって、身動きできない状況になってしまっては、けっしてよい結果はえられません。

「燃えつき現象」は、人が日常生活のなかで、さまざまな不全感や不適応感をもったときに生じるといわれています。

不全感は、自分がなした仕事と、それに対する報酬が見合っていない場合や、行った仕事に満足感が得られない場合、ほかの人から要求されたことと自分の能力に差がある場合、期待していたことと現実とのずれ、連続する精神的な負担と、それに対処するためのその人の資質などによってもたらされるのです。

家族の中でそれぞれの役割をになっている人が、その仕事を誰も認めてくれないと感じていたり、完璧にこなそうとするあまり自分自身でも満足できなかったり、自分のもっている力に疑いをもったりすれば、強い不全感が生じやすいのです。

このようなことを避けるためには、家族同士がお互いに努力を認め合うことが、とりわけ重要になってきます。

たとえば、自分の母親の世話を妻にまかせっきりにして、仕事に専念している夫が、ときには妻に感謝の言葉をかけたり、休みの日には洗たくを手伝ったりするとか、あるいは妻が、夫の給料日にはねぎらいの言葉をかけたり、経済的な負担を一手に引き受けてくれていることに感謝するなど、ささやかな思いやりで十分満足できる場合も少なくないのです。

また、ストレスを克服するための方法はいろいろあります。たとえば、瞑《めい》想《そう》やリラクゼーションによって、自分の潜在的なエネルギーをひき出したり、イメージを利用して緊張や不安を軽くしたり、見方を変えてみたり、気分転換をはかり自己主張することなどがあります。

ただ、瞑想やリラクゼーション、イメージの利用などは、効果はとても大きいのですが、練習が必要になりますし、初期の段階では指導者がついていることが望ましいので、急場の役には立たないかもしれません。

こころの転換をするなど、見方を変えることは、本人が本気になれば可能なことですが、問題の渦中にあったりすると、なかなかできないかもしれません。しかし、このことはストレスを克服するうえで、本質的な問題をふくんでいます。

なぜなら、ストレスを克服するにあたって重要なのは、ストレスの要因の有無そのものではなく、ストレス要因を、その人がどのように感じているかということだからです。

とはいえ、気分転換や自己主張もふくめて、それができないからストレスに押しつぶされてしまうのだともいえるでしょう。

大切なのは、いま自分たちは本当は何を望んでいるのか、本当のところどうしたいと思っているのかを、もう一度お互いに見つめ直すことなのかもしれません。それにはこころのゆとりが必要になってくるでしょう。

そのために、家庭で療養がはじまる前にはがまんする必要のなかった楽しみを、取り戻すことを試みたり、ゆとりを生み出すために福祉サービスを利用したり、たまには、ほかの親族に交代してもらったり、自分たちの大変さを誰かにわかってもらうなど、いろいろと試してみてはいかがでしょうか。

また、ときには悩みや苦しさを自分の胸にしまって、笑顔をつくってみる必要もあるかもしれません。

相手を責めたり、追いつめて悪循環におちいってしまうより、そのときは無理してつくった笑顔であっても、そこから新たな関係が発展していくかもしれません。

ここは本人にがまんしてもらうしかないと思われるなら、そのことを本人が改めて納得できるように、折りをみて話し合ってみることも、必要になるかと思います。

そして、自分の気持ちにゆとりが出てくると、こころのしなやかさも増してきます。たとえ重荷を背負った人生であっても、その道を歩み続けることを可能にするこころの栄養が、笑いでありユーモアなのだと思います。

人は困難で苦しい状況のなかでも笑うことができ、ユーモアで人を笑わせることができます。また、そのようななかでも笑ったり笑わせたりできる自分に満足を覚えるという、複雑で神秘的なこころをもっています。

このようなしなやかなこころが、自他を力づけてくれ、生きたいという意欲を、ふたたび燃え立たせてくれるのだと思います。それは、人のもっている、もっとも尊いこころの働きといえるのではないでしょうか。

本人に病気のことを伏せているとき

本人が病気のことをよく知っているときはよいのですが、ときには本人にそのことを伏せている場合があります。しかし、本人に病状を知らせずに看病するのは、けっして容易なことではありません。秘密を保ったまま、その人を支えていかなければならないからです。

がんが進行し、入院して治療を受けているにもかかわらず、少しも症状が改善しなかったり、徐々に悪化していくような場合には、当人は治療法そのものに対して疑いをもつようになりますし、治療に対する不満や不安を強くもつようになります。そして、そのような気持ちをうまくコントロールできなくなれば、身近にいる家族に不満や怒りをぶつけることになるでしょう。もし、家族のほうで、本人のこのような気持ちがわからなければ、そのような言動をわがままだと受け取ってしまうかもしれません。

あるいはまた、

「つらいのはわたしのほうよ」

「わたしはこんなにがんばっているのに」

というような気持ちが生じるかもしれません。

さらに、死が間近であるということを悟られるのではないかという不安から、本人とじっくり向き合うことを避けたくなるかもしれません。ときには、秘密をもっていることに耐えられなくて、何もかも話してしまいたいという気持ちが込み上げてくるかもしれません。

本人が、

「これからどうなるのかなあ」

とか、

「もうだめなんじゃないかな」

というような話をしようとすると、即座に打ち消してしまったり、話題を変えようとしたりして、相手の話したい気持ちを抑えてしまったりすることがあります。でも、このような対応は相手を孤独にし、ますます不安を大きくさせてしまいます。

たとえそれが、本人にとって最善であると家族が決断したことであっても、もともと相手に対して、大きな「嘘」をついていることに変わりはないのです。本人が信じてくれなくても当然でしょうし、怒りを向けられても仕方がない面があります。

それはとてもつらいことではありましょうが、

「そういう方法を、自分は本人のために選んだのだ」

ということに自信をもって、しっかりと相手の気持ちを受けとめてあげることが大切です。

誰にとっても、あいまいな状況にずっととどまり続けることは、とても苦しいことです。けれども、本当のことを告げたからといって、相手が楽になるとはかぎりません。

「そうとう悪いのではないか」

と疑いながらも、

「そうではない」

という保証をこころのどこかで期待している人が、少なくはないからです。

そして、もし本当のことを知ったなら、一つの問題は解決するでしょうが、
今度は「死」に対する不安が浮上してくるのです。

「いつまで生きられるのか」

「もっと苦しくなるのか」

など、答えようのない問いかけが続くでしょう。

「治ったら○○しよう」

「元気になったら○○したいんだ」

など、かなえられないであろう夢を語る人もいるかもしれません。

その夢がかなえられるときは来ない、ということを知っている家族にとっ

て、それはつらいことです。

本人に死が間近であることを告げて、こころの準備をしてもらったほうがよいのではないか、という思いが胸をよぎるかもしれません。

でも、あらゆることを明確にし、自分と向き合い、自分の人生には自分で決着をつけるという生き方は、素晴らしいかもしれませんが、そのような生き方だけが正しいわけではないでしょう。

正しいとか正しくないという次元では語ることのできないテーマなのだと思います。

わたしたち日本人は、あいまいさのなかから何かを察し、察したことをもとにしてなんらかの行為をし、その行為に対する相手の反応をみて、自分が察したことを確かめていくという性質が強いといわれます。

何かを察しても、それを明確に言語化しないで、自分が察したことを相手が察してくれるのを待ったりします。あるいは、相手が明確にしないものについては、明確にしたくないのだということを察して、あいまいなままにしておき、自分が何かを察しているということを隠そうとさえします。

これは、「察しの文化」とよばれ、日本人の特質を語るときに用いられたりするのですが、現在でも年配者の間では根強く残されています。

家族は隠しているつもりでも、本人は気づいているという場合も少なくはないでしょう。あえて確認しないというあいまいな状況のなかで、それとなくこころの準備をしていくのです。

その意味では、どうしても秘密は守り通さなければならないと、かたくなになる必要はないのだと思います。

どのような流れのなかでその言葉が発せられたのかによって、対応は異なるでしょうが、大切なのは本人のこころを察しつつ、その場にとどまることです。

つらくて返す言葉がなければ、黙っていればよいのです。

言葉はたしかに便利なものではありますが、言葉だけでは伝わらないものもありますし、逆に言葉がなくても伝わってしまうものもあるのです。

昔のような大家族であれば、「死」がいつも身近にあったり、みんなでことに当たることができました。

時代が変わり、死が通常の生活から隠されてしまった現代にあって、未婚の子どもがひとりで親の死を看取らなければならないような場合は、職場で責任ある仕事を果たしつつ、親も看ていかなければなりません。

余命いくばくもない親に涙しつつ、「なんでこんな時に、病気になんかなるんだよ」と恨み、そんな気持ちになる自分を責めるというような日が、あるかもしれません。でも、どうか自分を責めないでください。

親の看病に徹《てっ》したいと思っても、将来のことを考えれば仕事を辞《や》めるわけにはいきませんし、また親もそれを望みはしないでしょう。

人間は完璧《かんぺき》な存在ではありません。自分にできることをすればよいのですし、またそれしかできないのです。

わたしたちは必ず死を迎える、ということ…

がんになるということは、わたしたちにいつかは確実に訪れる「死」に対して、こころの準備をしつつ、希望を捨てずに生きるという、とても重い課題を背負うことでもあるのです。

最近ではインフォームド・コンセント（医師の説明に対して患者が納得のうえで同意し治療を受けること）の思想が広まり、自分自身の病気に関する知識をはじめ、医療に関するさまざまな知識や情報を提供してもらうことができるようになりました。

がんについても同じで、本人に診断結果を伝える医師が増加してきていることは、前に述べたとおりです。

このことは、医療を受ける人が、診断や予後についての情報をことごとく知ったうえで、治療法の選択についても、本人が決断しなければならないことを意味します。

先にも述べましたが、それは、本人の精神的負担を圧倒的に重くさせます。知識が増えれば、悩みもまた増えるのです。

また、ここ何年かの間に、ターミナル・ケアやホスピス、あるいは死への準備教育などに対する関心が高まるとともに、多くの著書が出版され、「死」について考える機会は増えてきているといってよいでしょう。

けれども、書物に取り上げられている死は、がんと立派に闘ったというようなものであったり、死を受け入れて、いかに立派な死を迎えたかというようなものであったりします。

それは、読む者に感動を与えるものであり、手本とすべきものでもありましょうが、ある意味では特別な死ともいえます。

ふつうはそのように立派に闘うことも、いさぎよく死を迎え入れることもできないからこそ、そのような書物が読まれているのだと思います。

手遅れであれば、がんを受け入れるということは、死を受け入れることをも意味します。

そのようななかで、つらくても泣き言をいわず、恐れを克服し、残された生をより充実したものにしようとする態度のうちに、死を迎えることができるのは、自立した「個」という意識に支えられてのことでありましょう。

けれども、すべての人がこのような強い生き方ができるとはかぎらないのです。

ことに、あと何か月といわれて、その事実をありのままに受け入れられる人は、それほど多くはないでしょう。

「死」を受け入れていく過程を、多くの臨床例の観察から報告したキューブラー・ロスの『死ぬ瞬間』という本があります。

それによれば、人は、否認、怒り、神との取り引き、抑うつを経て、死を受容する境地に至るといわれます。

一方で、日本人は死を受容するのではなく、諦《あきら》めて死ぬのだという考え方もあります。

ただ、わが国において多くの人が口にするのは、

「死ぬことはそれほど恐くはない」

「痛みや苦しみが続くのが恐い」

ということであり、家族の願望も、

「なんとか苦しまないようにしてください」

という頼みであったりします。


本来、日本人は生と死の境界があいまいであるといわれます。死んだ気になって何かをしたり、死ぬつもりで何かに取り組んだりすることを美徳とし、信義のために死ぬことをたたえてもきました。

また、現世を大切にし、生きている人を大切にする民族だともいわれています。地獄や極楽、あるいは天国や地獄という言葉を使ったとしても、本当にそれを信じているかといえば、けっしてそんなことはなく、死者を弔《とむら》うための盛大な葬儀も、じつは生き残った人々のこころの安定のために行われる場合が少なくないのです。

人生のなかで、人は何度も死んだ気になったり、死を覚悟したり、あるいは自分が死んでも、残された家族は、親戚や親しい人に支えられて生きていけるであろうと思えたならば、それほど死を恐れないですむといってよいのかもしれません。

この傾向は、日本人のなかに、戦後しばらくは顕著に残っていたといわれます。たとえ不自由になっても、生き続けたいという考えが強まってきたのは、長い歴史のなかでは、ごく近年になってからであるとの指摘もあります。

もちろん、

「死ぬのはいやだ」

「死にたくない」

と思い、可能なかぎり生き延びたいと、あらゆる治療を試みることが悪いわけではありません。

そのように思い、たとえ医師が「あと何か月です」と言ったとしても、それを信じないで、民間療法に走り、あるいは自らの気力で生き延びようとし、結果として生き延びている人もいます。

いずれにしても、診断名を告げられる告げられないにかかわらず、しだいに弱っていくことを自分の体で感じたとき、諦めて死を迎えるといってよいのかもしれません。

死を恐れることと、死にたくないということは、同じではありません。死ぬのが恐いから死にたくないという人もいるでしょうが、死にたくないのは、この世にまだやり残したことがたくさんあり、それを成し遂げないうちに死んでたまるかということであり、愛する人々と別れて、自分の所有しているものを全部手放して逝《い》かなければならないなんて、「冗談じゃない」ということでありましょう。つまり諦めたくないのです。

「諦める」という言葉には、ともすれば「もうどうでもいいや」とか「本当はいやだけど、仕方がない」というような、否定的なイメージがつきまといますが、本来「あきらめる」という言葉は、「明らかにする」という意味をもっています。

人間にとって死が避けられないものであることを、実感として感じることによって、自分のなかでそれを明らかにし、死にさいして、自分の大切にしていたものを手放さなければならないのだということを明らかにし、自分は死ぬけれど、人類は生き続けていくのだということを明らかにしていくのです。

それは、「命」の本源を明らかにし、それを自分のなかに明確に位置づけ、それによって、「死」を肯定的に受けとめることができるようになることを意味します。そして、そのことによって、未練や執着から離れ、こころの自由を獲得するのです。

しかしながら、死は一人ひとりのものです。誰の死がどうであれ、それは自分の死とは、直接には何のかかわりもないものです。

愛する人にこころを残しつつ、臨終のときを迎える人もありましょう。

この世への執着を離れ、自由なこころで死を迎える人もありましょう。

輝かしい来世を信じ、平安のうちに最期のときを迎える人もありましょう。

たとえ、それがどのようなものであっても、それはその人自身のものです。その人の生きてきた人生、生き方そのものでもあります。
アメリカインディアンの詩に、「今日は死ぬのにとてもよい日だ」というのがあります。

今日は死ぬのにとてもよい日だ
あらゆる生あるものが私と共に
仲よくしている
あらゆる声が私の内で声をそろえて
歌っている
すべての美しいものがやってきて

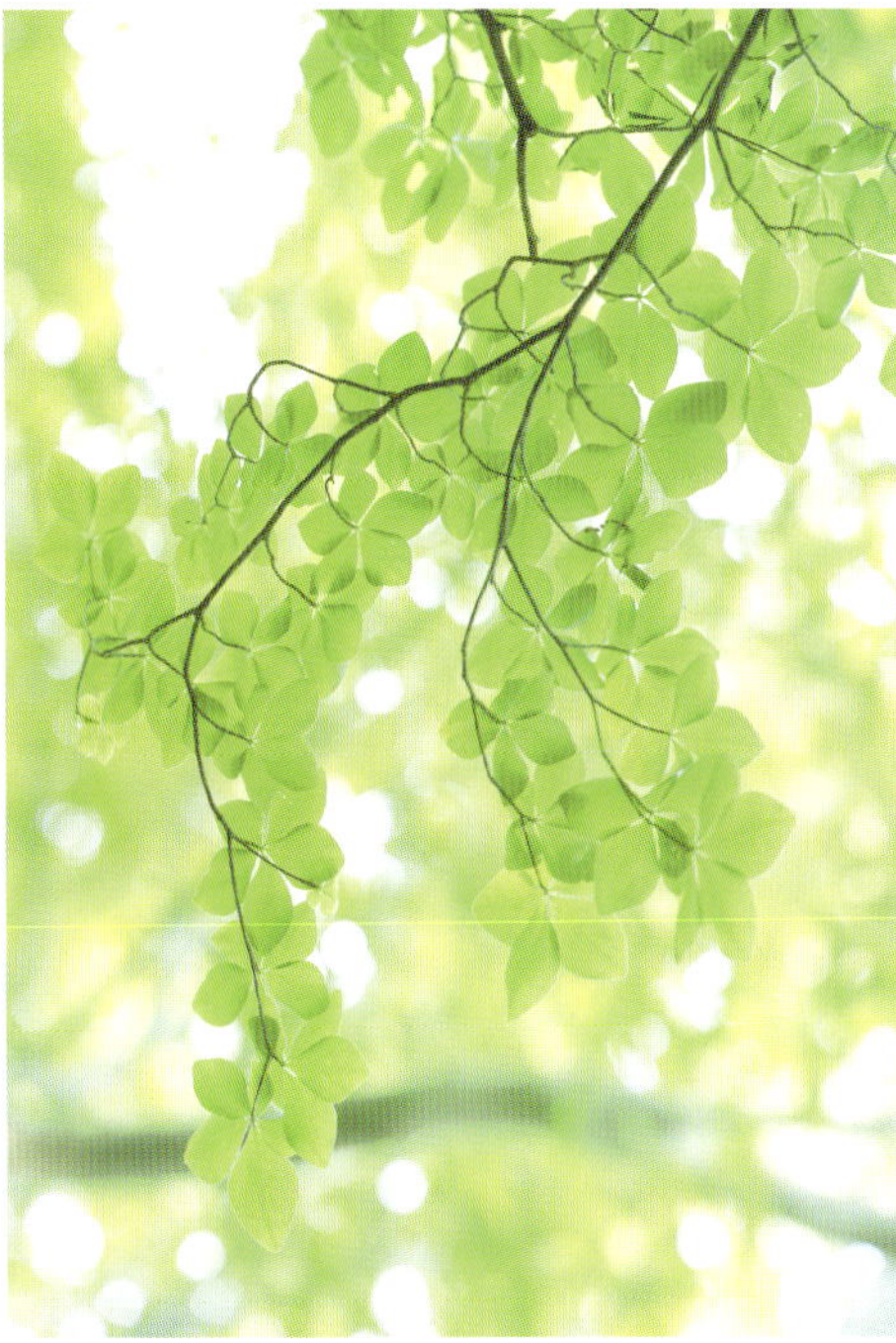

私の目のなかで憩《いこ》っている
すべての悪い考えは
私から出ていってしまった
今日は死ぬのにとてもよい日だ
私の土地は平穏で私をとり巻いている
私の畑にはもう最後の鋤《すき》を入れ終えた
わが家は笑い声で満ちている
子どもたちが帰ってきた
うん、今日は死ぬのにとてもよい日だ

(ナンシー・ウッド著　金関寿夫訳「今日は死ぬのにとてもよい日だ」めるくまーる)

また、良寛和尚《りょうかんおしょう》はこう言います。

死ぬるときは、死ぬるがよろしく候《そうろう》

どのように死にたいかを考えるのは、悪いことではないでしょうが、「こうあらねばならぬ」というようなものは、何ひとつないのではないでしょうか。

本書を手にとってくださった方へ

「がん」という病気は、わたしたちにさまざまな問題を投げかけてきます。苦痛の少ない治療法が開発されたり、告知があたりまえになるなど、治療法や考え方は変わってきています。しかし、いぜんとして、わたしたちに深刻な問題を引き起こす「病」であることに変わりありません。

がんによる不安や心配、恐怖心や絶望感などは、たどっていくと、その原因をこころのなかに求めることができます。がんと向きあうときに大切なのは、治療という医学的な問題と、不安や恐れという心理的な問題を、いったん切り離して考えることができるかどうかだといえます。

医療技術がどれほど進歩しても、治療できない「病」は残るでしょうし、死を避けつづけることもできません。しかし、不安や恐れに悩まされることなく生をまっとうすることは、誰にも開かれた可能性としてあるのです。

もちろん、「病」を抱えながら前向きに生きるのは、とても難しいことですが、死を間近に意識したときに、こころの大きな転換が起こることがあります。

実際このようにして、生まれ変わってしまったかのような、こころの変化を遂げた方は少なからずみられますし、その結果、前向きのしなやかなこころが免疫力を高めたり、身体にもともと備わっている治癒力を引き出すことも、最近の研究によって明らかにされてきています。

人間のこころのなかには、このような素晴らしい力が潜んでいるということを信じていただきたいのです。

不安や恐れ、気がかりなことや心配ごとを一人で抱え込んでいるのは、とてもつらいことです。誰かに話してみることで、問題は解決しなくても、自分の気持ちの整理ができ、楽になれる場合が少なくありません。

自分の気持ちを素直に表現し、本音で話をするようこころがけることで、人と人のきずなが、思いがけないほど深まることもあります。

人はみな、同じように悩み、苦しみ、執着し、死を恐れているということが身近に感じられるようになると、人としての大きな連帯感がわき起こってきたりもします。このような命のつながりを肌で感じると、こころがぐんと広がり、気持ちがとても楽になるということもあるのです。

本書を手にとってくださった方々の、気がかりなことや心配なことが、少しでも和らぐきっかけとなることを願っています。

最後に、本書の出版に向けていろいろご配慮くださった飯村一男氏、また、出版に際してお世話になった中嶋廣氏に感謝いたします。

二〇〇四年十一月

坂田三允

坂田三允（さかた　みよし）

1946年、富山県生まれ。1969年、聖路加看護大学卒業。1992年、立正大学仏教学部卒業。東京大学医学部附属病院精神科婦長、長野県看護大学教授を経て、2001年より群馬県精神医療センター看護部長。

（社:日本精神科看護技術協会第一副会長）

著書に、『入院患者の心理と看護』（中央法規出版）、『心を病む人の生活と看護』（中央法規出版）、『精神機能の障害と看護』（同朋舎出版）、『生活領域からみた精神科看護』（医学書院）ほか多数。

がんと向きあうこころの本

二〇〇五年一月一〇日　初版第一刷発行

著　者　坂田三允
発行者　中嶋　廣
発行所　株式会社トランスビュー
東京都中央区日本橋浜町二-一〇-一
郵便番号一〇三-〇〇〇七
電話〇三（三六六四）七三三四
URL http://www.transview.co.jp

印刷・精興社　製本・大進堂
編　集　飯村一男
編集協力　株式会社ブックワールド

ISBN4-901510-28-2　C0047